艾滋病中医药治疗手册

中国中医科学院中医药防治艾滋病研究中心
中华中医药学会艾滋病分会　主编

U0341083

中医古籍出版社

图书在版编目（CIP）数据

艾滋病中医药治疗手册/中国中医科学院中医药防治艾滋病研究中心，中华中医药学会艾滋病分会主编．—北京：中医古籍出版社，2014.11

ISBN 978－7－5152－0729－2

Ⅰ．①艾…　Ⅱ．①中…　②中…　Ⅲ．①获得性免疫缺陷综合征－中医治疗法－手册　Ⅳ．①R259.129.1－62

中国版本图书馆 CIP 数据核字（2014）第 266859 号

艾滋病中医药治疗手册

中国中医科学院中医药防治艾滋病研究中心
中华中医药学会艾滋病分会　　主编

责任编辑　刘从明
封面设计　韩博玥
出版发行　中医古籍出版社
社　　址　北京东直门内南小街 16 号（100700）
印　　刷　三河市华东印刷有限公司
开　　本　880mm×1230mm　1/32
印　　张　6
字　　数　130 千字
版　　次　2014 年 11 月第 1 版　2014 年 11 月第 1 次印刷
印　　数　0001～3000 册
书　　号　ISBN 978－7－5152－0729－2
定　　价　18.00 元

前　言

为贯彻落实国家"四免一关怀"政策，指导全国中医药治疗艾滋病工作的开展和推广，提高治疗水平和临床疗效，中华中医药学会艾滋病分会和中国中医科学院艾滋病研究中心组织全国相关机构的科研医务人员经过多次讨论并进行修改，编写和制定了本手册。

本手册可以为各地制定适合本地区的艾滋病中医药治疗方案和管理办法提供技术指南，也可以直接用于指导基层医务人员开展中医药治疗工作。

中医药治疗艾滋病的临床实践和科技攻关所取得的成果丰富了艾滋病的治疗手段，探索出了一条具有中国特色的艾滋病治疗途径。本手册是在 2004 年全国中医药治疗艾滋病试点项目制定的技术方案基础上，吸收近几年国家科技重大专项"中医药治疗艾滋病课题"所取得的成果，以及全国 19 省（市、自治区）中医药治疗艾滋病试点项目的临床实践，制定出公认、规范、实用的中医药治疗艾滋病技术方案，以及有关运用中药的原则、准备工作、观察表格、疗效评判等方面内容。

本手册将根据工作情况定期进行修订和完善。

编写组组长

王　健　中国中医科学院艾滋病中心　　　　　　主任医师

主要编写人员（按姓氏笔画排序）

马建萍　新疆维吾尔自治区中医院艾滋病中心　　主任医师

王　莉　云南省中医中药研究院艾滋病研究室　　主任医师

王军文　湖南省中医药大学　　　　　　　　　　主任医师

毛宇湘　河北省中医院　　　　　　　　　　　　主任医师

邓　鑫　广西中医药大学附属瑞康医院艾滋病中心　主任医师

刘　颖　中国中医科学院艾滋病中心　　　　　　副研究员

李秀惠　北京佑安医院　　　　　　　　　　　　主任医师

李　鑫　北京地坛医院　　　　　　　　　　　　主任医师

何丽云　中国中医科学院临床基础研究所　　　　研究员

邹　雯　中国中医科学院艾滋病中心　　　　　　助理研究员

张　毅　四川省中医药科学院　　　　　　　　　主任医师

张国梁　安徽中医学院第一附属医院　　　　　　主任医师

陆嘉明　中国中医科学院艾滋病中心　　　　　　助理研究员

和丽生　云南省中医中药研究院　　　　　　　　主任医师

胡建华　北京佑安医院　　　　　　　　　　　　主任医师

姜　枫　广西中医药大学附属瑞康医院艾滋病中心　副主任医师

徐立然　河南中医学院第一附属医院　　　　　　主任医师

郭会军　河南中医学院第一附属医院　　　　　　主任医师

梁碧颜　中国中医科学院艾滋病中心　　　　　　助理研究员

谭行华　广州市第八人民医院　　　　　　　　　主任医师

目　录

第一章　全国中医药治疗艾滋病试点项目

一、目标

（一）总目标

在艾滋病中西医理论的指导下，发挥中医药治疗艾滋病的特色和优势，采用辨证论治和个体化诊疗的手段，形成中医、中西医结合治疗艾滋病治疗方案和疗效评价体系，为更多的艾滋病病毒感染者和艾滋病病人提供安全、有效、优质、可及的医疗服务。

（二）具体目标

国家"十二五艾滋病行动计划"中对中医的要求："卫生、中医药部门要充分发挥中医药的作用，扩大中医药治疗艾滋病的规模；到2015年，累计接受中医药治疗的人数比2010年增加70%。加强艾滋病诊疗能力和队伍建设，进一步完善艾滋病中医药治疗方案，提高临床疗效。探索艾滋病中西医结合的综合治疗方案，提高治疗质量。"

二、工作要求

开展中医药治疗艾滋病工作需要做好充分的计划和准备，包括相应的依从性教育和支持服务，只有这样才能保证整个治疗工作顺利、有效地进行，患者才可得到良好的医疗服务。为了提高中医药医疗服务质量，保证良好的服药依从性，各地在开展中医药治疗前必须符合开展中医药治疗的核心要求，建立相关的治疗支持系统。

1. 组织协调

国家中医药管理局中医药防治艾滋病工作组织协调小组负责统一领导、协调全国中医药治疗艾滋病的各项工作，制订具体的工作计划并组织实施，对各地的工作进行指导和检查。各省（区、市）的中医药管理部门成立本省（区、市）的中医药治疗艾滋病领导小组，负责制定本省（区、市）的中医药治疗艾滋病工作计划，组织协调本省的中医药治疗艾滋病工作。中国中医科学院艾滋病中医药防治中心负责全国中医药治疗艾滋病技术指导工作，建立完善中医药治疗艾滋病数据库和全球传统医药治疗艾滋病信息库。

各级中医药管理部门要加强与其他相关部门的协调与配合，建立、完善有关工作机制，把中医药防治艾滋病工作纳入到艾滋病防治的总体计划中；加强协作，形成合力，为中医药在防治艾滋病工作中充分发挥作用创造良好的外部条件。

2. 项目管理

针对中医药治疗艾滋病试点项目管理上的薄弱环节，重点是加强项目实施的环节管理和质量控制，制定各项制度，加强对项目实施情况的检查指导，并及时总结经验，不断提高项目质量。

3. 能力建设

不断改善中医药治疗艾滋病的临床条件，全国县级以上中医医院相关专业的人员均要掌握艾滋病防治的基本知识和中医药治疗艾滋病的相关知识，达到临床上能够做出初步诊断并能进行相应处理的能力。建设若干个中医药治疗艾滋病的科研基地，建立一支梯队合理的专业技术队伍。

4. 经费投入

在中央财政治疗艾滋病专项经费中，继续争取并不断增加中医药治疗艾滋病的专项资金，积极协调当地财政部门，争取经费支持。多方筹措，争取国际资助、社会捐助和个人捐助。

5. 宣传教育

在基层应加强对 HIV/AIDS 患者在中医药治疗方面的宣传和教育工作，让患者了解中医药治疗艾滋病的优势所在，使更多的患者能够得到规范的中医药治疗，这是顺利实施中医药治疗的基础。可以制作一些有关艾滋病防治知识、中医药治疗知识、治疗依从性的重要性等方面的宣传材料，由医务人员、社区组织以及同伴教育者、患者家庭成员等向患者介绍，以方便患者及时、准确地就医治疗。

6. 人员培训

各地应制定针对所有参与中医药治疗医务人员的培训计划。培训内容除了中医药治疗以外，还包括心理社会支持、患者教育等方面的知识、以提高中医药治疗的有效性；所有参与中医药治疗艾滋病工作的医务人员均应经过相应的上岗培训，在提供中医药治疗的场所均应配备本手册。

三、概述

卫生部、国家中医药管理局和财政部联合实施的中医药治疗艾滋病试点项目于 2004 年 8 月开始，对 HIV/AIDS 患者进行关怀救治。截止 2014 年 9 月，先后在河南、广东、北京、广西、云南、四川、新疆等 19 个省（区、市）累计治疗患者 26276 例，目前正在治疗者 14478 例，累计死亡 2380 例。通过该项目实施结果表明，通过中医药或中西医协同治疗，提高或稳定患者机体免疫功能，改善临床症状体征，减轻抗病毒西药的某些毒副作用，提高生存质量，最终达到延缓发病、降低病死率的目的；同时，为未纳入或不愿意以及因各种原因退出抗病毒治疗人群提供中医药服务，充分发挥中医药在重大公共卫生疾病防治中的积极作用，为构建具有我国特色的艾滋病中西医协同治疗模式奠定基础。

随着中医药治疗艾滋病项目的深入和扩大，科研课题的不断增加，特别是"十一五"、"十二五"科技重大专项的实施，使中医药治疗艾滋病的切入点更加明确，治疗水平和科研能力明显提高；阐明了艾滋病中医核心病机、常见证候类型、证治规律，形成了有效的临床治疗方案；取得了肯定的临床疗效。通过十几年的不断努力，中医药治疗艾滋病取得了可喜的成绩。

（一）参与能力显著提高

1. 治疗人群和覆盖范围的增加　试点项目的覆盖范

围、受益人数逐年上升。从最初的 5 省（市、自治区）扩大到 19 省（市、自治区），截止 2014 年 9 月底，试点项目累计治疗 26276 例，正在治疗 14478 例，累计死亡 2380 例。在"十一五"传染病科技重大专项中运用中药治疗 3766 人，"十二五"专项中正在治疗 1898 例。

2. 中医药防治艾滋病医疗及科研机构已成规模　专门从事中医药治疗艾滋病的机构和队伍逐步增加和壮大，有科研院所、传染病医院、大学；其中包括 46 家临床与科研单位，36 家传染病院和研究所、13 家大学。

3. 中医药防治艾滋病队伍不断壮大　通过"中医药防治艾滋病临床科研基地建设项目"和"试点项目"共培训 8000 多人次，建立了一支覆盖全国 19 个省市（自治区）、老中青结合的中医艾滋病临床与基础研究队伍，直接参与人员近 1000 人。培养博士、硕士研究生、博士后合计 200 余名。

（二）规范化研究程度明显提高

本着顶层设计、统一标准的原则，组织全国一流的中医、中西医传染病、方法学专家共同参与治疗工作，疾病的诊断和疗效评价等方面与西医统一标准；采用随机双盲对照（RCT）的研究方法越来越多地运用于临床研究中；采取独立第三方进行数据管理、分析与结果评价；使治疗研究工作严谨、客观、公认、可信；

（三）切入点更加清晰

通过 20 多年的临床实践，中医药治疗艾滋病的切入点更加清晰：1、未达到 HAART 治疗标准的 HIV 感染者；2、艾滋病机会性感染患者；3、HAART 治疗后免疫功能重建不全患者；4、HAART 疗法引起的毒副作用、耐药等患者。

（四）临床疗效确切

实践证明，规范的中医药治疗对艾滋病有确切的疗效。1、明显改善艾滋病人发热、咳嗽、乏力、腹泻、气短、皮疹、粘膜溃疡等临床症状，恢复和增加体重；2、提高和稳定艾滋病人免疫功能。检测结果表明，接受中医药治疗后，60%左右的病人 $CD4^+T$ 淋巴细胞计数处于稳定或上升；3、提高病人生活质量，部分病人恢复了劳动能力，HIV 感染者病情进展速度有减缓趋势；4、减轻抗病毒药物的某些毒副作用，提高了抗病毒治疗的依从性。

（五）建立救治体系，探索救治模式

以中国中医科学院中医药防治艾滋病研究中心为核心，在项目省开展了治疗基地和治疗点建设；各项目省建立了以省级机构为技术支撑、以县级中医医院为主要依托、以病人集中的乡村卫生室或城市定点医院为诊疗现场、各级医务人员共同参与的临床救治体系，并针对不同感染途径的艾滋病患者特点，结合当地社会经济状况，探索了有效的诊疗和管理模式。

第二章　临床诊治

一、临床特征

参照 2008 年制定的《艾滋病和艾滋病病毒感染诊断标准》[3] 中华人民共和国卫生行业标准（WS 293 – 2008），艾滋病分为 I 期（原发感染期）、II 期（HIV 感染中期）、III 期（HIV 感染晚期，艾滋病期）。其中对 I 期、II 期的患者统称为 HIV 感染者，对 III 期的患者称为 AIDS 病人。

流行病学史患有性病或有性病史、有不安全性生活史（包括同性和异性性接触）、有共用注射器吸毒史、有医源性感染史、有职业暴露史、HIV 感染者或艾滋病患者的配偶或性伴侣、HIV 感染母亲所生子女。

1.1　I 期（原发感染期）

此期为 HIV 初次感染人体时引发机体产生的一系列反应，按时间顺序可分为以下两个阶段：第一阶段是由高病毒血症引起的急性 HIV 感染综合征，持续 1 周 ~ 3 周后自愈，部分感染者可以无临床症状。此期血液中尚无抗 HIV 抗体，但可检测到很高的 HIV 病毒载量。第二阶段为机体对 HIV 感染的反应，由急性期转入慢性期的演变过程，持续时间约为 6 个月 ~ 12 个月，此时患者出现血清阳转，病毒载量从峰值下降至一相对稳定的水平，临床上可无症状或仅有全身性持续性淋巴腺病。

1.1.1　I－A 期

符合下列一项者即可诊断：

a）急性 HIV 感染综合征和不同时间进行的两次 HIV 核酸试验均为阳性，兼有 HIV 抗体阴性或不确定；

b）近 1 个月内有流行病学史和不同时间的两次 HIV 核酸检测均为阳性，兼有 HIV 抗体阴性或不确定。

1.1.2　I－B 期

符合下列一项者即可诊断：

a）最近 6 个月～12 个月出现血清阳转，和 CD4 $\geqslant$ 500/mm^3；

b）HIV 感染和流行病学资料证实 6 个月～12 个月内的 HIV 暴露史，和 CD4 $\geqslant$ 500/mm^3；

c）HIV 感染和无临床症状或伴有持续性全身性淋巴腺病。

1.2　Ⅱ 期（HIV 感染中期）

此期为机体免疫系统与 HIV 处于相持的阶段，平均时间为 6 年～7.5 年，特点是患者的免疫功能逐步降低但尚未严重缺损，患者伴有部分感染性和非感染性疾病的临床表现，在早期较少，后期较多，但无艾滋病指征性疾病。

1.2.1　Ⅱ－A 期

符合下列一项者即可诊断：

a）HIV 感染和 A 组临床表现之一项；

b）HIV 感染和 CD4 细胞 $\geqslant 350/mm^3$。

A 组临床表现

1）不明原因体重减轻，不超过原体重 10%；

2）反复发作的上呼吸道感染，近 6 个月内 $\geqslant 2$ 次；

3）带状疱疹；

4）口角炎、唇炎；

5）反复发作的口腔溃疡，近 6 个月内 $\geqslant 2$ 次；

6）结节性痒疹；

7）脂溢性皮炎；

8）甲癣。

1.2.2　Ⅱ-B 期

符合下列一项者即可诊断：

a）HIV 感染和 B 组临床表现之一项；

b）HIV 感染和 CD4 细胞 $200 \sim 349/mm^3$。

B 组临床表现

1）不明原因体重减轻，超过原体重 10%；

2）不明原因的腹泻，持续超过 1 个月；

3）不明原因的发热，间歇性或持续性超过 1 个月；

4）持续性口腔念珠菌感染；

5）口腔黏膜毛状白斑；

6）肺结核病（现症的）；

7）严重的细菌感染（如肺炎、体腔或内脏脓肿、脓性肌炎、骨和关节感染、脑膜炎、菌血症）；

8）急性坏死性溃疡性牙龈炎、牙周炎或口腔炎；

9）不明原因的贫血（血红蛋白 <8.0g/L＝和中性粒细胞减少（中性粒细胞数 $<0.5 \times 10^9/L$）或血小板减少

（血小板数＜50×10^9/L），时间持续超过 1 个月。

1.3 Ⅲ期（HIV 感染晚期，艾滋病期）

此期为感染 HIV 后疾病进展的最终阶段，患者因免疫系统严重缺损，出现各种艾滋病的指征性疾病，在本标准归纳为 C 组临床表现，包括严重 HIV 消耗综合征，严重的机会性感染，HIV 相关性肿瘤和中枢神经系统病变等病症。

C 组临床表现

该组临床表现为艾滋病指征性疾病。包括：

1）HIV 消耗综合征；

2）肺孢子菌肺炎；

3）食管念珠菌感染；

4）播散性真菌病（球孢子菌病或组织胞浆菌病）；

5）反复发生的细菌性肺炎，近 6 个月内≥2 次；

6）慢性单纯疱疹病毒感染（口唇、生殖器或肛门直肠）超过 1 个月；

7）任何的内脏器官单纯疱疹病毒感染；

8）巨细胞病毒感染性疾病（除肝、脾、淋巴结以外）；

9）肺外结核病；

10）播散性非结核分枝杆菌病；

11）反复发生的非伤寒沙门菌败血症；

12）慢性隐孢子虫病（伴腹泻，持续＞1 个月）；

13）慢性等孢子虫病；

14）非典型性播散性利什曼病；

15）卡波西肉瘤；

16）脑或 B 细胞非霍奇金淋巴瘤；

17）浸润性宫颈癌；

18）弓形虫脑病；

19）肺外隐球菌病，包括隐球菌脑膜炎；

20）进行性多灶性脑白质病；

21）HIV 脑病；

有症状的 HIV 相关性心肌病或肾病。

二、西医诊断

根据 2008 年 9 月 1 日颁布的中华人民共和国卫生行业标准－艾滋病和艾滋病毒感染诊断标准（WS 293 － 2008）[3]。

2.1　HIV 感染者

成人及 15 岁（含 15 岁）以上青少年符合下列一项者即可诊断：

HIV 抗体确证试验阳性或血液中分离出 HIV 毒株；

有急性 HIV 感染综合征或流行病学史，且不同时间的两次 HIV 核酸检测结果均为阳性。

2.2　艾滋病病例

成人及 15 岁（含 15 岁）以上青少年符合下列一项者即可诊断：

HIV 感染 CD4$^+$细胞 ＜200/mm^3；

HIV 感染和至少一种成人艾滋病指征性疾病（C 组临床表现）。

C 组临床表现包括：

HIV 消耗综合征；肺孢子菌肺炎；食管念珠菌感染；播散性真菌病（球孢子菌病或组织胞浆菌病；反复发生的细菌性肺炎，近 6 个月内 ≥2 次；慢性单纯疱疹病毒感染（口唇、生殖器或肛门直肠）超过 1 个月；任何的内脏器官单纯疱疹病毒感染；巨细胞病毒感染性疾病（除肝、脾、淋巴结以外）；肺外结核病；播散性非结核分枝杆菌病；反复发生的非伤寒沙门菌败血症；慢性隐孢子虫病（伴腹泻，持续 >1 个月）；慢性等孢子虫病；非典型性播散性利什曼病；卡波氏肉瘤；脑或 B 细胞非霍奇金淋巴瘤；浸润性宫颈癌；弓形虫脑病；肺外隐球菌病，包括隐球菌脑膜炎；进行性多灶性脑白质病；HIV 脑病；有症状的 HIV 相关性心肌病或肾病。

三、中医诊断

根据艾滋病的病原学、流行病学、临床表现以及预后转归等特征，结合国内外运用中医药治疗艾滋病的临床实践，可将艾滋病列入中医学中的疫病或瘟疫[4]、伏气温病[5]、虚劳[6]等范畴。

四、治疗前准备

1. 依从性

在开始中医药治疗前，务必强调患者对中医药治疗有高度的依从性，可安排多次预约门诊以筛选出依从性好的患者。在门诊时应向患者解释 HIV 相关基本知识、中医药治疗相关内容、保证良好依从性的意义等。建议在正式开始中医药治疗前安排至少两次（最好更多次）预约门诊。每次门诊都要反复强调依从性的重要性以及治疗注意事项。同时应鼓励正在接受中医药治疗的患者参与为新患者提供咨询的服务，这样可以显著提高依从性进而提高疗效，同时还可提高医务工作者的工作质量。

医务人员对于患者依从性的判断应尽可能准确。因为担心患者依从性差而中断治疗的做法是不恰当的。如果医务人员对患者依从性有疑虑，则应为患者营造支持性环境，帮助他们提高依从性，而不应该拒绝提供治疗。患者与医务人员的反复交流，可以帮助医务人员根据患者的个体情况、需要、条件制订相应的治疗计划。

提高依从性策略可包括由家庭成员、朋友、已经接受中医药治疗患者帮助正确服药。

2. 签署知情同意书

患者开始中医药治疗前应签署知情同意书。

五、中西药治疗艾滋病的疗效作用点比较

西医抗病毒治疗主要靶点是抑制病毒复制，疗效作用点和起效顺序是：病毒载量 – CD4 细胞 – 机会性感染；中医治疗主要靶点是调节免疫，疗效作用点和起效顺序是 CD4 细胞 – 症状改善 – 病毒载量。免疫功能与病毒载量变化不是一个直接的反向关系（即免疫功能改善后，病毒载量一定会降低）；更多的实际情况是：免疫功能改

善，症状减轻，生活质量提高；但病毒载量不会很快降低；但长期而持续的免疫功能稳定或改善能否使病毒载量不上升或逐步下降？有待于今后大样本、长时间临床观察进行证实。

第三章　治疗原则及手段

一、病因病机

目前中医普遍认为 AIDS 的发病外因为"邪侵"，内因为"正虚"，为虚实夹杂之证，病位涉及肝、脾、肾等脏器。五脏气血阴阳俱虚，一方面卫外功能不固，易受外邪之侵，而外邪又有风寒暑湿燥火之不同；另一方面，五脏功能受损，则易产生痰饮水湿，气滞血瘀，化风化火等病机变化[7]。

二、使用中药原则

1. 治疗前应向病人说明中药治疗的益处和可能带来的风险，建立患者接受中药治疗的信心，并在自愿的原则下接受中药治疗；

2. 不符合 ARV 治疗标准的患者可以单独运用中药进行治疗；

3. 不宜为 CD4$^+$T 细胞数低于 350/mm^{3}艾滋病患者单独提供中医药治疗（由于这类患者出现严重机会性感染的频率明显增加），除非患者因某些原因不能接受 ARV 治疗；

4. 避免使用明显对人体具有毒副作用的中药，除非证明该药对 HIV 有明显的抑制作用或能够证明其使用的益处明显大于坏处；

5. 避免使用可能和 ARV（Antiretrovirus）药物有可能发生冲突的配伍和组方，减少由于药物相互作用给 ARV 治疗带来负面影响；

6. 正在服用 ARV 抗病毒治疗的患者，若需要提供中药治疗，则必须证明其有某方面的治疗益处（如能够提高免疫，改善临床症状或对抗 ARV 药物的毒副作用）。

三、辨证论治

艾滋病病毒感染人体后呈现一个缓慢的发展过程。不同的个体和不同的阶段，其中医病机表现不一；中医界通过十多年来的探索，对艾滋病的中医病因病机有了一定的认识，形成了治疗艾滋病的一些基本方药。目前中医对艾滋病治疗的主要目标是稳定或提高免疫功能，减轻临床症状，改善生存质量，使患者带毒生存。由于先天禀赋、年龄、病程、临床分期、治疗措施等的不同，患者之间又往往存在个体差异，因而采用辨证论治方法是中医药治疗艾滋病的主要手段之一。为了易于临床操作，进行如下辨证分型治疗，所举常见方剂，均需按患者的具体临床表现予以适当加减。

3.1 气血两亏证

体质虚弱，面色苍白，畏风寒，易感冒，声低气怯，时有自汗，舌质淡，脉虚弱或细弱。

治法：气血双补

推荐方药：归脾汤加减（《济生方》）（推荐强度：B，证据级别：IV）

组成：当归 川芎 白芍 熟地黄 人参 白术 茯苓 炙甘草 黄芪 龙眼肉 酸枣仁 远志

推荐中成药：人参归脾丸（《中华人民共和国药典·2005》），水蜜丸 8g/次，大蜜丸 2 丸/次，2 次/日，口服。（推荐强度：C，证据级别：IV）

3.2 脾气虚弱证

精神萎靡，乏力，面色萎黄，大便时溏，脘腹胀满，舌质淡，苔薄白，脉细无力。

治法：健脾益气

推荐方药：四君子汤（《太平惠民和剂局方》）加减（推荐强度：B，证据级别：IV）

组成：党参 茯苓 白术 甘草

推荐中成药：归脾丸（《中华人民共和国药典·2005》），浓缩丸 8～10 丸 g/次，大蜜丸 1 丸/次，2 次/日，口服。（推荐强度：C，证据级别：IV）

3.3 肝郁气滞证

平素性格内向，情感脆弱，情绪易抑郁，得知自己感染 HIV 后，更是焦虑恐惧，胸胁胀闷，失眠多梦，不能控制自己的情绪，甚至产生轻生念头；妇女可有月经不调，乳房少腹结块，查体可较早出现淋巴结肿大，舌苔薄白，脉弦。

治法：疏肝理气

推荐方药：加味柴胡疏肝散（《景岳全书》）（推荐

强度：B，证据级别：Ⅳ）

组成：陈皮　柴胡　川芎　香附　枳壳　芍药　甘草　当归　白术　茯苓　丹皮　栀子

推荐中成药：加味逍遥丸（中华人民共和国药典·2005），水蜜丸6～9g/次，大蜜丸1丸/次，2次/日，口服。（推荐强度：C，证据级别：Ⅳ）

3.4　气虚夹湿证

胸脘痞闷，肠鸣泄泻，乏力，体形肥胖，面色萎黄，舌淡苔白腻，脉虚缓。

治法：益气健脾　渗湿止泻

推荐方药：参苓白术散（《太平惠民和剂局方》）加减（推荐强度：B，证据级别：Ⅳ）

组成：莲子肉　薏苡仁　砂仁　桔梗　白扁豆　茯苓　人参　炙甘草　白术　山药

推荐中成药：参苓白术丸（中华人民共和国药典·2005），6–9克/次，2次/日，口服。（推荐强度：C，证据级别：Ⅳ）

3.5　阴虚内热证

午后潮热，或夜间发热，五心烦热、午后颧红、失眠盗汗，口干咽燥，大便干结，尿少色黄，舌质干红或有裂纹，无苔或少苔，脉细数。或伴有口腔溃疡反复发作，疼痛，伴头昏，腰酸乏力等。

治法：养阴清热

推荐方药：六味地黄丸（《小儿药证直诀》）加减（推荐强度：B，证据级别：Ⅳ）

组成：熟地黄　山茱萸　山药　泽泻　丹皮　茯苓

推荐中成药：六味地黄丸（中华人民共和国药典·2005），水蜜丸 8 粒/次，大蜜丸 1 丸/次，2 次/日，口服。（推荐强度：C，证据级别：IV）

3.6　气虚血瘀证

乏力气短，躯干或四肢有固定痛处或肿块，甚至肌肤甲错，面色萎黄或黯黑；口干不欲饮，午后或夜间发热，或自感身体某局部发热，或热势时高时低，遇劳而复发或加重，自汗，易感冒，食少便溏，或脱发，舌暗红，或有瘀点瘀斑，脉涩。

治法：益气活血

推荐方药：补中益气汤（《内外伤辨惑论》）合血府逐瘀汤（《医林改错》）加减。（推荐强度：B，证据级别：IV）

组成：黄芪　桃仁　红花　当归　生地黄　川芎　赤芍　牛膝　桔梗　枳壳　甘草　人参　橘皮　升麻　柴胡　白术

推荐中成药：补中益气丸（《中华人民共和国药典·2005》），小蜜丸 9g/次，大蜜丸 1 丸/次，2 次/日，口服。血府逐瘀胶囊（《中华人民共和国药典·2005》），6 粒/次，2 次/日，口服。（推荐强度：C，证据级别：IV）

3.7　气阴两虚证

低热，乏力，气短，自汗或盗汗，干咳，咽干，五心烦热，失眠多梦，皮肤瘙痒，脱发，舌红，少苔，脉细弱。

治法：益气养阴

推荐方药：生脉散（《千金要方》）合百合固金汤（《医方集解》）加减（推荐强度：B，证据级别：IV）

组成：人参　麦冬　五味子　熟地　百合　甘草　生地　贝母　白芍　元参　桔梗

推荐中成药：养阴清肺丸（《中华人民共和国药典·2005》），大蜜丸1丸/次，2次/日，口服。（推荐强度：C，证据级别：IV）

3.8　脾肾阳虚证

面色白，畏寒肢冷，腰膝酸软，腹中冷痛，腹胀，久泻久痢，甚或五更泄泻，下利清谷，小便不利，面浮肢肿，或见小便频数，余沥不尽，舌质淡胖有齿痕，苔白滑，脉沉迟细弱。

治法：温补脾肾

推荐方药：真武汤（《伤寒论》）加减（推荐强度：B，证据级别：IV）

组成：茯苓　芍药　生姜　白术　附子

推荐中成药：金匮肾气丸（《中华人民共和国药典·2005》），大蜜丸1丸/次，2次/日，口服。（推荐强度：C，证据级别：IV）

3.9　热毒内蕴证

壮热，或伴寒战，皮肤红疹或斑块或疱疹，或口疮，或有脓疱，或躯干四肢有固定痛处或肿块，伴红肿热痛。或痰涕稠黄，口苦口臭。舌质红或绛，苔黄腻，脉滑数。

治法：清热解毒

推荐方药：升降散（《伤寒瘟疫条辨》）加减（推荐强度：B，证据级别：Ⅳ）

组成：僵蚕　蝉蜕　姜黄　大黄　黄芩　黄连　荆芥　防风　炒牛蒡子　金银花　大青叶　板蓝根　牡丹皮　甘草　桔梗　薄荷

四、常见症状辨治要点

4.1　乏力、消瘦

症状特点：乏力是 HIV/AIDS 患者出现频率最高的症状，呈持续存在、逐渐加重之趋势；多在早上、晚间、劳累后出现；常伴有倦怠、嗜卧、神疲等症。消瘦多表现为体重逐渐下降或急剧下降（病情加重）；脂肪分布异常（HAART 后）。

主症：逐渐消瘦，渐感乏力，或易感冒，或无症状，舌质稍淡或正常，脉象或虚或正常。

治法：健脾益气，滋阴养血。

推荐方药：益艾康胶囊，每次 5 粒，一日三次。本方是河南省治疗艾滋病多年的科研方；扶正为主兼祛邪，但不适于热邪较盛者。

4.2　发热

症状特点：多为原因不明的持续不规则发热，以低热为多见，持续时间较长（1 个月以上）多在早上、晚间、劳累后出现。

4.2.1　风热郁卫证

主症：发热，头痛，咽喉红肿，或微恶风寒，或鼻塞流黄涕，或口渴，或微咳，或有汗而热不解，大便干或正常，舌质红，苔薄黄或薄白而燥，脉浮数。

治法：辛凉解表。

推荐方药：升降散合银翘散加减。

组成：僵蚕　蝉蜕　桔梗　前胡　炒牛蒡子　荆芥　金银花　玄参　浙贝母　芦苇根　柴胡　黄芩　甘草

4.2.2　风寒袭表证

主症：发热恶寒，头痛或身痛无汗，不渴，咽喉不红，或鼻塞流清涕，舌淡红，苔薄白，脉浮紧稍数。

治法：辛温解表。

推荐方药：荆防败毒散加减。

组成：荆芥　防风　羌活　独活　柴胡　前胡　川芎　桔梗　枳壳　茯苓　党参　甘草

4.2.3　邪犯少阳证

主症：恶寒发热，或寒热往来，口苦咽干，胸脘痞满，干呕，舌质红，苔薄白，脉弦数。

治法：和解少阳。

推荐方药：小柴胡汤加减。

组成：柴胡　黄芩　半夏　党参　甘草

若舌苔厚腻加槟榔、厚朴、草果、知母；若上腹压痛者加白芍、枳实、大黄；若汗出恶风，或活动后热甚者加黄芪、白术、防风。

4.2.4　湿热郁遏卫分证

主症：身热不扬，午后热甚，恶寒身重，面色淡黄，胸闷不饥，口不渴，舌质红，苔白腻或薄黄腻，脉濡数。

治法：清热化湿。

推荐方药：三仁汤加减。

组成：薏苡仁　杏仁　白蔻仁　滑石　半夏　通草　厚朴

若偏热盛者，合甘露消毒丹加减；若偏湿盛者合藿朴夏苓汤加减。

4.2.5　中气亏虚证

主症：长期发热，时轻时重，消瘦，倦怠乏力，气短懒言，或汗出，或无汗，舌质淡或正常，苔薄白，脉虚数或洪大无力。治法：补中益气。

推荐方药：补中益气汤。

组成：党参　白术　黄芪　升麻　柴胡　陈皮　当归　炙甘草

若舌质正常或偏红者加桑皮、地骨皮。

4.2.6　气血两虚证

主症：发热恶寒，少气懒言，体倦肢软，面色苍白，时自汗出，易于感冒，或伴心悸怔忡，健忘失眠，或月经过多，舌质淡或淡暗，脉虚弱或细弱。

治法：气血双补。

推荐方药：十全大补汤或归脾汤。

组成：党参　白术　炙黄芪　当归　川芎　白芍　熟地黄　肉桂　茯苓　炙甘草

若心悸失眠者加炒酸枣仁。以上无论外感或内伤所致之发热，均需慎用双黄连口服液、清热解毒口服液、抗病毒口服液、清开灵口服液、板蓝根冲剂等苦寒类制剂，因其有凉遏冰伏，损伤中阳之弊。

4.3 咳喘

症状特点：多为干咳、久咳，伴气短、乏力、胸痛等症。

4.3.1 风邪袭肺证

主症：咳嗽喉痒，咯白粘痰或无痰，遇风则咳甚，舌质红，苔薄白，脉浮。

治法：宣肺祛风止咳。

推荐方药：止嗽散加减。

组成：荆芥　防风　前胡　白前　桔梗　百部　紫菀　款冬花　罂粟壳　甘草

若胸胁满闷者，合小柴胡汤；若咽红者，加蝉蜕、知母。

4.3.2 风寒袭肺证

主症：咳嗽，痰多白粘，头痛无汗，胸膈满闷，或微恶寒，舌稍淡或质红，苔白稍厚，脉浮紧。

治法：宣肺祛寒，止咳化痰。

推荐方药：参苏饮加减。

组成：苏叶　党参　杏仁　桔梗　前胡　半夏　茯苓　陈皮　枳壳　葛根　甘草　生姜　大枣

4.3.3 痰热壅肺证

主症：咳嗽或喘，咯痰黄稠，或发热或不发热，或鼻塞流黄涕，大便干，舌质红，苔黄，脉浮滑或滑数。

治法：清化痰热，宣肺止咳。

推荐方药：千金苇茎汤合麻杏石甘汤加减。

组成：苇根　冬瓜仁　麻黄　杏仁　石膏　桑白皮

桔梗　前胡　鱼腥草　川贝母　款冬花　黄芩　苏子
甘草

若发热者加柴胡。

4.3.4 外寒内饮证

主症：咳嗽或哮喘，或有痰鸣，无汗，遇风寒则咳喘加重，咯痰清稀或白粘，或无痰，舌质红或稍淡，苔薄白而滑，脉紧。

治法：宣肺散寒，化饮止咳。

推荐方药：小青龙加石膏汤加减。

组成：麻黄　桂枝　白芍　干姜　五味子　细辛
半夏　石膏　款冬花　甘草

若咯痰黄者加芦苇根、冬瓜仁、黄芩；动则喘甚者加熟地黄、山药；若小便不利、少腹满者，去麻黄加茯苓。

4.3.5 卫气亏虚兼风寒袭肺证

主症：汗出恶风，咳嗽或喘，鼻塞流清或黄涕，咯清或黄痰，遇风寒则咳喘甚，舌稍淡或质红，苔薄白，脉浮虚。

治法：益气固卫，祛风散寒。

推荐方药：御寒汤加减。

组成：黄芪　党参　苍术　羌活　白芷　防风　黄柏　黄连　升麻　陈皮　款冬花　甘草

若咯黄痰或流黄涕者，加鱼腥草、芦苇根、冬瓜仁；若发热者加柴胡。

4.3.6 上实下虚证

主症：咳喘短气，痰涎壅盛，胸膈满闷，舌苔白滑或白腻，脉沉滑。

治法：降气化痰，纳气平喘。

推荐方药：苏子降气汤。

组成：苏子　半夏　前胡　陈皮　厚朴　当归　肉桂　炙甘草　生姜

4.3.7　肾气亏虚证

主症：咳喘，动则喘甚，或有痰鸣，或有汗出，小便不利，或兼发热，舌质淡，苔薄白，两尺脉沉或弱。

治法：补肾纳气。

推荐方药：济生肾气汤。

组成：熟地黄　山药　山茱萸　茯苓　牡丹皮　泽泻　制附子　肉桂　车前子　怀牛膝

若汗多者加生龙骨、生牡蛎；若咯黄痰或发热者，合千金苇茎汤。

4.4　恶心、呕吐

4.4.1　湿热内蕴，胆胃不和证

主症：恶心呕吐，心下痞满或微痛，或肠鸣泄泻，或食欲减退，舌质正常，苔厚黄白相兼，脉正常或沉弦。

治法：燥湿清热，降逆消痞。

推荐方药：半夏泻心汤。

组成：半夏　黄芩　黄连　干姜　党参　炙甘草　大枣

本方对服抗病毒药物所致上述诸症疗效甚好。

4.4.2　湿邪中阻证

主症：恶心呕吐，脘闷，纳呆，或肢重身困，舌质

稍淡，苔白厚腻，脉濡或滑。

治法：燥湿降逆。

推荐方药：平胃散合二陈汤加减。

组成：苍术　厚朴　半夏　茯苓　藿香　陈皮　甘草　生姜

4.4.3　胆胃不和证

主症：恶心呕吐，厌油腻，上腹胀满或疼痛，口苦，大便或秘或正常，小便黄，舌质红，苔黄，脉弦。

治法：清胆和胃。

推荐方药：大柴胡汤加减。

组成：柴胡　黄芩　半夏　枳实　白芍　大黄

若便秘者大黄可加量。

4.5　胃脘痛、腹胀

4.5.1　中焦气滞证

主症：胃脘胀满或疼痛，嗳气不舒，舌正常，脉沉。

治法：理气和胃。

推荐方药：丹参饮。

组成：丹参　檀香　砂仁　乌药

若恶心加藿香；咽中如有炙脔加蒲公英、桔梗、前胡。

4.5.2　中焦气虚证

主症：胃脘隐痛，按之痛减，空腹痛甚，得食痛缓，或烧心泛酸，倦怠乏力，舌质淡或正常，苔薄白或白腻，脉弦。

治法：益气建中。

推荐方药：黄芪建中汤加减。

组成：炙黄芪　桂枝　白芍　藿香　半夏　延胡索　炙甘草　生姜　大枣

若烧心泛酸者加吴茱萸、黄连、煅瓦楞子；若舌质红者，去生姜、大枣，加蒲公英。

4.5.3　胃寒气滞证

主症：胃脘胀痛，进冷或食冷物痛甚，嗳气不舒，舌质淡，苔白，脉沉弦。

治法：温胃散寒理气。

推荐方药：砂半理中汤。

组成：半夏　砂仁　高良姜　枳实　香附

4.5.4　肝胃阴虚证

主症：脘胁疼痛，心烦口干，或烧心泛酸，食辛辣之品则痛甚，舌质红，少苔或无苔，脉弦细。

治法：养阴和胃，柔肝止痛。

推荐方药：一贯煎加减。

组成：北沙参　麦冬　白芍　川楝子　枸杞子　乌梅　甘草

4.5.5　脾虚气滞证

主症：腹胀，午后加重，或倦怠乏力，或食欲不振，或便溏，舌质稍淡，苔薄白，脉缓。

治法：健脾理气。

推荐方药：香砂六君子汤加减。

组成：党参　白术　茯苓　半夏　砂仁　陈皮　大腹皮　广木香　炙甘草

4.5.6 肝郁脾虚，气滞血瘀证

主症：腹胀，食后或情志刺激则胀甚，食欲不振，小便不利，大便正常或溏，或有腹水，或有下肢浮肿，舌质暗淡，苔白，脉沉弦。治法：疏肝健脾，理气化瘀。

推荐方药：当归芍药散合鸡鸣散加减。

组成：当归　川芎　白芍　白术　茯苓　泽泻　苏叶　大腹皮　陈皮　木瓜

若伴腹水或下肢浮肿者，加黄芪、汉防己、茯苓皮、冬瓜皮；若牙龈出血或鼻衄者，加白茅根、黄芩。

4.5.7 脾虚湿盛证

主症：腹胀满闷，纳呆便溏，下肢浮肿，小便不利，舌质淡，苔白滑，脉沉。

治法：健脾利湿。

推荐方药：五苓散合五皮饮。

组成：白术　茯苓　猪苓　泽泻　桂枝　茯苓皮　冬瓜皮　大腹皮　陈皮　桑白皮　生姜皮

4.6 泄泻

症状特点：以慢性腹泻多见　逐渐加重，持续时间长（1个月以上），常规治疗无效。

4.6.1 脾胃虚弱证

主症：久泻，乏力，纳呆，或足跗浮肿，舌质稍淡，苔薄白，脉虚软。

治法：健脾益胃。

推荐方药：参苓白术散加减。

组成：党参　白术　茯苓　陈皮　山药　炒白扁豆

炒薏苡仁　莲子肉　砂仁　煨肉豆蔻　炙甘草　桔梗　大枣

4.6.2　脾肾虚寒证

主症：便溏或泄泻日久，肢冷，乏力，面色晦黯，舌质淡，苔白滑，脉沉弱或虚弦。

治法：温补脾肾。

推荐方药：理中汤合四神丸。

组成：党参　炒白术　干姜　煨肉豆蔻　吴茱萸　五味子　补骨脂　炙甘草

4.6.3　肝郁脾虚兼湿热证

主症：泄泻，腹痛，泄后痛减，或兼便脓血，或发热，舌质红，苔薄黄，脉弦滑。

治法：健脾疏肝，清热燥湿。

推荐方药：葛根芩连汤合痛泻要方。

组成：葛根　黄芩　黄连　白术　白芍　陈皮　防风　炙甘草

若便脓血者加白头翁、秦皮。

4.6.4　湿邪困脾证

主症：泻下如水，身困，小便不利，口不渴，舌质稍淡，苔白腻，脉濡缓。

治法：健脾利湿。

推荐方药：胃苓汤加味。

组成：苍术　白术　厚朴　陈皮　泽泻　猪苓　茯苓　桂枝　车前子　炙甘草

4.6.5　寒热虚实错杂证

主症：长期反复泄泻或痢疾，日数次或数十次，或腹痛下坠，小便少，食欲尚可，消瘦乏力，舌质正常或淡或红，苔薄白或薄黄，脉或沉或滑或数或虚。

治法：扶正祛邪。

推荐方药：泻痢康胶囊，每次 4 粒，一日 3 次。

4.7　口腔溃疡

症状特点：呈多发、面积大、反复发作、难以愈合之趋势。

4.7.1　脾胃湿热证

主症：口腔溃疡，心下痞，或呕，或便溏，舌质红或稍淡，苔白或黄白相兼，脉缓或滑。

治法：清热燥湿。

推荐方药：甘草泻心汤。

组成：甘草　半夏　黄芩　黄连　干姜　党参　大枣

4.7.2　心火上炎证

主症：口腔溃疡，便秘，或心烦口渴，舌质红，苔薄白或黄燥，脉滑。

治法：清泄心火。

推荐方药：大黄黄连泻心汤加味。

组成：大黄　黄芩　黄连　五倍子　薄荷

以上两个证型，若伴发热者加柴胡；若属真菌感染者五倍子加量。

4.7.3　脾虚寒湿证

主症：口腔溃疡日久不愈，溃疡面白腐，便溏，肢冷，舌质淡，苔白滑，脉沉弱。

治法：温阳健脾除湿。

推荐方药：理中汤加味。

组成：党参　白术　干姜　肉桂　茯苓　黄连　炙甘草

4.8　头痛

症状特点：HIV　感染者常见的主诉（特别是静脉吸毒者），常伴其它痛症。

4.8.1　风热上壅证

主证：头胀痛，遇热加重，或伴鼻塞流黄涕，或伴发热，舌质红，苔薄黄，脉浮或浮数。

治法：清热祛风。

推荐方药：谷精草合剂加减。

组成：谷精草　木贼　青葙子　辛荑　僵蚕　蝉蜕　黄芩　霜桑叶　菊花　桔梗　白芍　蔓荆子　金银花　羌活　防风　冬瓜仁　石膏　甘草。若发热者加柴胡。本证多见于艾滋病伴发额窦炎、上颌窦炎、筛窦炎等。

4.8.2　热盛风动证

主症：剧烈头痛，喷射性呕吐，或伴肢体抽搐，或角弓反张，或便秘，或发热，舌质红，苔黄，脉弦数。

治法：清热熄风。

推荐方药：风引汤加减。

组成：石膏　寒水石　滑石　紫石英　赤石脂　大黄　桂枝　干姜　白石脂　生龙骨　生牡蛎　甘草　僵蚕　蝉蜕

本证多见于艾滋病患者因各种原因的颅内压增高者。

4.9 痴呆

4.9.1 脾虚痰浊阻窍证

主证：神情呆滞，表情淡漠，少言寡语，行动迟缓，反应迟钝，或伴眩晕、或肢体无力、或肢体拘急，舌淡苔白滑，脉细滑或细缓。

治法：健脾降浊，化痰开窍。

推荐方药：洗心汤加减。

组成：党参　白术　茯神　半夏　制南星　陈皮　制远志　石菖蒲　神曲　制附子　炒白芥子

4.9.2 肾精亏虚证

主证：同脾虚痰浊阻窍证，但舌质正常或偏红，苔少或薄白，脉沉细或尺脉无力。

治法：补益肾精，健脑生髓。

推荐方药：还少丹加减。

组成：熟地黄　山药　山茱萸　枸杞子　肉苁蓉　巴戟天　制远志　石菖蒲　炒小茴香　炒杜仲　怀牛膝　茯苓　五味子　楮实子　大枣。以上两个证型，可见于艾滋病 HIV 脑炎、脑白质病等。

4.10 痿证

4.10.1 脾虚湿热证

主证：四肢或下肢痿软无力，呈进行性加重，或伴大小便不利，重者可见吞咽无力，饮水呛咳等，舌正常，脉沉或滑。治法：健脾益气，清热利湿。

推荐方药：清燥汤加味。

组成：党参　苍术　白术　黄芪　柴胡　升麻　陈

皮　当归　黄柏　黄连　猪苓　茯苓　泽泻　麦冬　五
味子　葛根　甘草

4.10.2　脾肾肝气血津液亏虚证

主证：痿证日久，四肢或下肢痿弱无力，或四肢不
能抬举，或吞咽困难，腰膝痿软，舌质红，苔薄少，脉
沉细。

治法：益气养血，滋肝补肾。

推荐方药：补中益气汤合二仙汤加减。

组成：党参　白术　黄芪　升麻　柴胡　陈皮　当
归　熟地黄　仙茅　淫羊藿　巴戟天　山茱萸　枸杞子
萆薢　知母　黄柏　炒杜仲　菟丝子　甘草

艾滋病痿证，多见于 HIV 所致空泡性脊髓病、脊髓
炎及 HIV　相关肌病等。

4.11　瘰疬

4.11.1　痰火蕴结证

主症：颈、腋下或腹股沟淋巴结肿大，或伴消瘦，
或有发热，舌质红，苔黄，脉弦或滑数。

治法：清热化痰，软坚散结。

推荐方药：消瘰丸加味。

组成：夏枯草　玄参　生牡蛎　柴胡　黄芩　僵蚕
浙贝母　连翘　瞿麦　青皮　半夏　炒牛蒡子　甘草

4.11.2　气血亏虚兼痰瘀蕴结证

主症：面色晦暗，颈、腋下及腹股沟淋巴结肿大，
消瘦乏力，舌质正常或暗淡，苔薄白，脉虚弦。

治法：益气养血，化瘀软坚。

推荐方药：救苦胜灵丹加减。

组成：黄芪　党参　当归　白芍　生地黄　升麻　漏芦　连翘　牡丹皮　柴胡　炒牛蒡子　肉桂　羌活　独活　防风　昆布　三棱　莪术　黄柏　黄连　益智仁　神曲　葛根

4.12　肢体麻木或刺痛

4.12.1　气血亏虚，痰湿阻滞证

主症：肢体麻，但皮肤感觉正常，或伴痿弱无力，舌质正常或稍淡，脉沉滑。

治法：益气养血化痰。

推荐方药：黄芪桂枝五物汤加味。

组成：黄芪　桂枝　白芍　当归　炒白芥子　乌梢蛇

4.12.2　气血亏虚，血行瘀阻证

主症：肢体局部木而不仁，皮肤搔之不知痛痒，或伴有麻或刺痛，舌暗或有瘀斑，苔薄白，脉涩。

治法：益气养血化瘀。

推荐方药：补阳还五物汤加味。

组成：黄芪　当归　川芎　赤芍　桃仁　红花　地龙　川牛膝

4.13　皮肤瘙痒、荨麻疹、湿疹样皮炎

4.13.1　血虚风燥，肌肤失养证

主症：全身皮肤粗糙，散在抓痕、鳞屑、血痂，剧烈瘙痒，舌质淡，苔薄白或白腻，脉沉细。

治法：养血润燥，祛风止痒。

推荐方药：当归饮子合全虫汤加减。

组成：丹参　当归　鸡血藤　赤芍　全蝎　威灵仙
地肤子　蛇床子　防风　苦参　生薏苡仁　桑枝　白
蒺藜　甘草

4.13.2　风热袭表，营卫不调证

主症：皮肤见丘疹、风团、自觉瘙痒，搔抓后皮疹
增多，遇热加重，伴心烦口渴，舌质红，苔薄白或薄黄，
脉浮数。

治法：疏风清热，调和营卫。

推荐方药：消风散合桂枝汤加减。

组成：石膏　知母　生地黄　牡丹皮　荆芥　防风
牛蒡子　金银花　苦参　徐长卿　桂枝　白芍　蝉蜕
浮萍　白鲜皮　甘草

4.13.3　气虚卫外不固，营卫失调证

主症：皮疹瘙痒反复发作，迁延不愈，劳累后痒甚，
或伴神疲乏力，舌质淡，苔薄白，脉浮虚。

治法：益气固表，调和营卫。

推荐方药：玉屏风散加减。

组成：黄芪　白术　防风　当归　制首乌　苦参
地龙　桂枝　赤芍　白芍　白蒺藜　白鲜皮　生龙骨
生牡蛎

4.13.4　湿热内蕴，泛溢肌肤证

主症：全身散在红色丘疹、水疱，渗液，可糜烂成
片，剧烈瘙痒，夜间痒甚，伴口干苦，小便黄，舌质红，
苔黄腻，脉弦滑。

治法：清热利湿。

推荐方药：热重于湿者，龙胆泻肝汤加减。

组成：龙胆草　黄芩　大青叶　板蓝根　生薏苡仁　苦参　车前草　泽泻　白鲜皮　防风　滑石　甘草。湿重于热者，萆薢渗湿汤加减。生薏苡仁　萆薢　白术　苍术　黄柏　茯苓　苦参　山药　桑枝　车前草　滑石　泽泻。

4.14　带状疱疹、单纯疱疹

症状特点：病情较重，疼痛剧烈，面积大，反复发作，愈合时间长等；多见于40岁以下年轻人。

4.14.1　肝胆湿热，外溢肌肤证

主症：皮肤上出现簇集性小水疱，周围皮肤鲜红，水疱呈带状排列，灼热刺痛，口苦咽干，便秘溲赤，舌质红，苔黄，脉滑数。

治法：清热利湿。

推荐方药：龙胆泻肝汤加减。

组成：龙胆草　黄芩　栀子　当归　赤芍　车前子　牡丹皮　大青叶　板蓝根　紫草　柴胡　泽泻　生薏苡仁　滑石　马齿苋　甘草

4.14.2　风热火毒蕴结证

主症：皮肤与粘膜交界处，出现密集成群的针头大小的水疱，常为一群，亦有二、三群，破裂后露出糜烂面，自觉烧灼和痒感，逐渐干燥结痂，但可反复发作。以颜面及生殖器为好发部位，如口角、唇缘、眼睑、包皮、龟头、尿道、阴道及外阴等。

治法：清热泻火，祛风解毒。

推荐方药：升降散加减。

组成：僵蚕　蝉蜕　姜黄　大黄　黄芩　黄连　荆芥　防风　炒牛蒡子　金银花　大青叶　板蓝根　牡丹皮　甘草　桔梗　薄荷。若发生在下部者，加土茯苓、滑石。

4.14.3　余邪未尽，气血瘀滞证

主症：疱疹消退后，局部色素沉着，疼痛不止或加重，舌质暗红，苔薄白或薄黄，脉弦涩。

治法：理气化瘀。

推荐方药：桃红四物汤加减。

组成：瓜蒌皮　红花　丹参　赤芍　白芍　当归　王不留行　延胡索　香附　煅磁石　生牡蛎　珍珠母　甘草

五、减轻 HAART 毒副作用

5.1　胃肠道不良反应[19]

（见4.4.1）

5.2　药物性肝损伤[20]

主症：神疲乏力，腹胀，纳差，便溏，胁肋胀痛，出血，肝功能异常或肝脾肿大。

推荐方药：当归芍药散加减。

组成：白术　茯苓　泽泻　当归　白芍　郁金　白花蛇舌草。

5.3　周围神经病变

参照"4.12　肢体麻木或刺痛"辨证。

5.4 HAART 治疗导致的贫血[21]

主症：神疲乏力，纳呆食少，头晕目眩，腹胀腹泻，夜尿频数，畏寒肢冷，腰膝酸软，面色萎黄，月经量少色淡，舌质淡，舌体胖有齿痕，苔薄白，脉沉细。

推荐方药：右归丸加减或精元康胶囊。

组成：熟地　山药　山茱萸　枸杞　鹿角胶　菟丝子　杜仲　当归　肉桂　制附子　黄芪　鸡血藤

5.5 脂肪异常分布[22]

主症：面部脂肪减少，四肢脂肪萎缩，腹部、乳房、躯干部位脂肪异常堆积，甘油三脂、胆固醇升高，乏力，腰膝酸软，食欲下降，舌质暗淡，苔白，脉沉细。

推荐方药：艾脂1号。

组成：生黄芪　生薏米　泽泻　生山楂　淫羊藿　丹参　鹿角胶

六、非药物疗法

（一）针灸疗法

选穴：（1）中脘、关元、气海；（2）肾俞、命门、胃俞；（3）肺俞、大椎、曲池。

操作：穴区常规消毒，使用一次性针灸针，3组穴位交替使用，每次选用1组穴位，每日1次。气海、中脘、关元、肾俞、命门、胃俞、肺俞用纯艾条灸治每穴10分钟；大椎、曲池采用针刺治疗，施平补平泻手法，留针30分钟。30次为1个疗程，休息3～5日后，继续下1个疗程。[18]（推荐强度B，证据级别Ⅲb）

（二）饮食疗法

在中医药治疗的过程中，辅以中医饮食疗法，给患者补充足够营养，以利于机体的修复，增加患者治疗信心，提高患者的生存质量。

一是食量要因人、因病制宜。艾滋病患者应少食多餐。二是冷热适当，由于艾滋病患者脾胃一般较弱，应选择食物进食，如寒凉类食物具有清热、泻火、解毒、凉血、养阴等作用；温热类食物具有散寒、活血、温经、助阳等作用。三是不要偏嗜，艾滋病病人合并症多，体质虚弱，脾胃不强，免疫功能低下，尽可能避免烟酒、酸辣，如咳嗽痰多，尽量少吃甜腻食品，如皮肤疮疹，尽量不吃海腥发物（蟹、虾等），如咽喉干燥、声音嘶哑，尽量不吃辛辣之食（辣椒、大蒜等）。四是定时进餐，艾滋病患者以一日五、六餐为宜。五是选择易消化之食品及流质，煎炸类食物尽量少吃（炸鸡、油饼等），多吃易消化之蒸煮类菜肴食品（蒸鸡蛋、面条等）。[23]（推荐强度 C，证据级别Ⅳ）

方旭[24]用中医饮食疗法，对气血亏虚型艾滋病腹泻患者用乌鸡汤治疗。提倡日常吃含维生素、矿物质、氨基酸多的食物以增强免疫，提高抗病能力，延长患者的生存期限。王融冰[25]用参枣汤、黄芪粥、当归生姜羊肉汤、枸杞子山药粥等食疗可以补益气血、扶正固本。（推荐强度 C，证据级别Ⅳ）

（三）气功

李氏[26]等认为气功疗法具有扶正祛邪的治疗特点。

（推荐强度 C，证据级别Ⅳ）刘氏与法国马赛国家促进医学研究院的合作实验证实：中国道家气功的外气发放可以抑制艾滋病毒[27]。贾氏在纽约长岛的林肯医学与心理卫生中心对 30 名艾滋病患者教练中国传统气功，如八段锦等，经 3 个月的观察，对改善病人的体质具有良好的效果[28]。（推荐强度 B，证据级别Ⅲb）

第四章　治疗监测

一、症状、体征和实验室监测

对中医药治疗的患者需要定期随访，随访内容包括临床症状体征评估和实验室检查。临床症状体征评估应该包括患者的体重、症状体征。实验室检测可以补充患者自我报告和医务人员临床评估的可信度。

开始接受中医药治疗的患者应在治疗开始 1 个月后到所在地区的中医药治疗门诊复诊 1 次，以评估中药的有效和患者的治疗依从性。如果患者能接受中医药治疗，可在开始治疗后的每个月分别到门诊复诊 1 次。体重、症状体征积分表每次随诊都需填，血常规、尿常规、便常规、肝肾功能、CD4T 淋巴细胞计数（有条件的地区建议每 3 个月 1 次，至少每半年 1 次）每 3 个月检查 1 次，病毒载量每半年 1 次（有条件的地区建议每半年 1 次，至少每年 1 次）。

二、效果监测和记录

医务人员应保持患者的医疗记录，以便长期连贯地记录患者的疾病进展、实验室结果以及药物的使用与调整情况。除此以外，这些记录还有以下用途：

1. 患者的医疗记录对于确保医疗服务体系中各部门

服务的质量和连续性很重要；

2. 记录患者的中医药治疗史，对于选择有效的治疗方案非常关键，对于中医方案、中西医结合方案制定提供重要的依据；

3. 患者的医疗记录可以为省级和国家级督导与评估提供重要的数据。

第五章 治疗依从性

中医药治疗的依从性不论是对个体治疗还是整个治疗工作的成功都具有重要的意义。

一、依从性支持方案

成功的依从性宣传支持方案应该能够满足开展治疗地区的需求，大多数依从性方案包括以下关键要素：

1. 开始治疗之前，对就诊的患者进行依从性教育。

2. 开展同伴教育和咨询，因为他们本身是 HIV 感染者，或者正在接受中医药治疗，用现身说法介绍其对依从性的认识和做法。

3. 编制通俗、简洁、易于携带的各种宣传材料。

4. 在医务人员和感染者、患者之间建立相互信任和尊重的环境。

二、加强依从性的策略[29]

1. 提高患者对艾滋病的认识　通过小组活动、贴宣传广告、发放宣传资料、定期讲座等方式，向患者宣传讲解艾滋病的知识，提高知晓率，让大多数患者充分了解目前治疗艾滋病的技术水平、管理方式，消除恐惧心理，在患者完全接受的情况下开始进行治疗。

2. 进行中医药知识讲座　向患者讲解中医药治疗艾

滋病的知识，中医治疗特点，服用中药过程中需要注意的问题；让患者了解治疗的目的，如为什么要服药，如何服药，服药后可能遇到的问题，得到患者理解和信任，树立认真服药的信心，征得患者同意后，签署知情同意书，准备服药。

3. 举行小组活动　选择部分依从性好、治疗效果好的患者，与依从性差、服药不规律的患者进行沟通交流，以患者自己的切身感受影响患者，在活动过程中增进了相互了解，增强了信任感，依从性自然也就好了。

4. 扩大宣传　利用西医抗病毒治疗的优势，广泛向西药治疗的患者宣传中医药治疗艾滋病的优势所在，使患者通过进一步了解，完全接受中医药治疗，把西药治疗艾滋病的良好依从性引入中医药治疗艾滋病的队伍中来，使中西医结合更加紧密，治疗艾滋病的方法更加完善，从而提高依从性。

5. 对于流动性大、工作调动等原因无法定期随访的患者　建议患者3个月随访1次，定期在当地医疗机构做相关检查，并及时将结果上传中医药治疗点，平时保持电话联系随访，灵活机动的方法不但解除了患者的后顾之忧，也提高了患者的依从性；

6. 提高医务人员的素质和水平　艾滋病是一个终生的、具有传染性的疾病，与其他疾病相比，不仅有身体上的疾患，更多的是应对来自于家庭、社会、经济等方面的压力，因此大多数患者是非常敏感的，这就要求开展治疗的医务人员不仅需要掌握医学的专业知识，更应该掌握一些咨询、交流的技巧，准确把握患者心理，充分尊重患者，严格保守患者秘密，同时将治疗艾滋病相关的新进展介绍给患者，促使患者增加对艾滋病的认识，提升对治疗的希望，从而坚定治疗信念，提高依从性。

第六章　推荐建议

一、课题成果

近年诸多课题的实施为艾滋病中医临床治疗方案的修订提供了坚实的理论基础

2006 年，在我国艾滋病高发区河南、云南分别启动了"省部局联动"项目，探讨清热解毒、益气活血、益气养阴、健脾补肾等法治疗艾滋病的临床实践。在"十五"科技攻关课题"中医药治疗艾滋病的疗效评价研究"中，初步形成针对机会性感染、改善免疫功能、减轻 HAART 毒副作用等八种治疗方案，并建立了一个中西药药物代谢研究平台。在"十一五"科技重大专项"中医药防治艾滋病综合研究"中，形成针对 HIV 感染者早期干预、机会性感染、减小 HAART 毒副作用和促进免疫功能重建等中医、中西医结合综合治疗方案 15 个。初步明确了艾滋病中医常见证候及其分布和动态演变规律；基本构建了中医药治疗艾滋病疗效评价标准体系；创建了 2 个具有中医证候特征的猴艾滋病（SIV）动物模型；此外，形成了《艾滋病中医辨证系统》《艾滋病四诊信息采集表》《艾滋病红外诊断系统》PRO 量表、HIVQOL – BREF 量表及其应用手册、农村版 HIVQOL – BREF 量表（初稿），制订行业技术标准 1 项。（推荐强度 B，证据级

别Ⅱ、Ⅲ）

艾滋病中医证候研究[8]：HIV/AIDS 元气损伤的特点：一是直接伤元气，损伤肾中精气，这类病人以性传播最多；二是首先犯脾，脾气虚弱，湿邪中阻，导致脾肾受损，这类病人以采供血传播为主；三是首先犯脾，继而影响肺脾、肝脾，心脾，从不同的通路向肾转移，最终表现元气的虚损。肾虚往往与元气亏虚密切相关，因为肾之命门为元气化生的场所，但五脏之虚皆可致元气亏虚而非独肾虚。

艾滋病的基本病机是外邪（HIV）致病，元气虚损；其证候演变呈气虚→气阴两虚→阳虚的变化过程。HIV 感染者以脾气虚弱证为主，AIDS 患者以脾肾阳虚证为主。性传播者以肝郁气滞、脾肾阳虚为主；静脉吸毒者以热毒内蕴、气阴两虚为主；有偿供血者以脾气虚弱、脾肾阳虚为主。HIV 感染者的证型向气阴两虚证转移最多，AIDS 患者的证型向脾肾阳虚证转移最多。（推荐强度 B，证据级别Ⅲb）

艾滋病机会性感染及减少 HAART 毒副作用的中医药治疗方案/方法研究[32-35]：①慢性腹泻（我国以病原体阴性者为主，约占85%），以健脾化湿、温肾收涩法为主治疗；②艾滋病相关痒疹，以清热凉血祛风和养血祛风止痒为主治疗；③对于目前我国一线 HAART 药物常见的消化道不良反应，可采用健脾和胃、辛开苦降和清肝和胃辨证治疗方案；④对于我国常用的一线 HAART 药物导致的高脂血症，血脂康治疗能明显降低 HAART 致高脂血症患者的 Ch、TG、LDL 水平，而中药颗粒剂组在改善 HDL 方面显示出更佳的优势。⑤艾滋病早期常见的带状疱疹，中西医结合治疗在止痛时间、止疱时间和疱疹结痂时间等方面显示明显疗效；机会性感染的证候学分布以气虚、阳虚为本，湿、浊、痰、热为标，主要脏腑定位于肺、脾、肾，以脾、肾为主，HAART 毒副作用也涉及到多个脏腑，以虚实夹杂为主。（推荐强度 B，证据级别Ⅱ、Ⅲ）

无症状 HIV 感染者中医药早期干预研究[36]：通过 18 个月的临床研究，中医药对延缓无症状 HIV 感染者进入发病期具有一定作用，治疗组有 61.0% 的患者的免疫功能 CD4 计数 1 年内处于稳定或上升状态；终点事件（艾滋病期）的发生率为 16.7%，与对照组比较有显著的统计学差异。初步表明中医药辨证论治可以改善 HIV 感染者免疫功能，提高生存质量，延缓发病。（推荐强度 A，证据级别Ⅰb）

中医药对 HAART 后免疫重建功能的影响研究[37]：中药免疫2干预艾滋病 HAART 后免疫重建不全患者，可提高机体的免疫功能，促进机体免疫重建。中药免疫2可以提高体内 $CD4^+T$ 细胞绝对计数，提高基于 CD4 绝对计数的免疫重建有效率，增加 CD4/CD8 的比例；增加 CD45RA 细胞、CD45RO 细胞、CD8 细胞、$CD4^+CD28+$ 细胞、CD8+CD28+ 细胞的相对计数。对乏力、皮肤瘙痒等症状有明显改善作用；（推荐强度 B，证据级别Ⅲb）

抗 HIV 中药复方优化及中医动物模型研究[38-39]：①通过对猴艾滋病病毒（SIV）感染恒河猴的实验，初步确认，在感染初期阶段出现烦躁等"实证"现象，中期出现"脾虚"表现，晚期出现"脾肾阳虚"表现；②创建了中医脾气虚、肾阳虚证 SIV 感染复合艾滋病猴模型，脾虚、肾虚复合模型出现较单纯的 SAIDS 猴模型病情更严重、病情进展更快的趋势，肾虚复合模型病情严重程度尤为突出；③单体化合物 E（大戟烷二萜衍生物）具有明显改善艾滋病猴细胞免疫的作用，并且能够显著提升复方中药艾可清改善 SAIDS 模型动物 CD4 细胞比率的作用；明显提升复方中药艾可清改善 SAIDS 模型动物 $CD4^+/CD8+$ 比值的作用。④建立了猴–人嵌合病毒（SHIV）感染的猴艾滋病动物模型，初步观察到复方中药艾可清，单体化合物 E 在抑制病毒复制和促进 CD4 细胞免疫重建有一定效果；⑤基于中医复合模型的实验研究表明：中医辨证干预治疗效果优于非辨证治疗；补脾法治疗效果并不优于清热法的治疗效果；补肾法的疗效明显优于清热法的疗效。⑥通过动物模型体内试验，发现了 2 个具有自主知识产权的中药复方对 HIV 蛋白酶抑制剂的增效作用；验证了 1 个具有自主知识产权的中药复方在人体对 HIV 蛋白酶抑制剂的代谢性增效作用。

二、疗效评价

艾滋病疗效评价标准研究课题，从临床评价角度，从患者报告的治疗结局评价、医生关注的治疗效果评价、实验室指标、生存质量评价几方面，对疗效评价的指标研究中存在关键技术进行了探索。在方法学上，引进了国际上患者报告结局评价的方法，自主研发了适合我国 HIV/AIDS 患者群的量表。在生存质量评价研究中，采用规范的引进和本土化研究过程，初步形成了适合我国城市文化程度较高的患者应用的中国版，正在研究适合文化程度低的农村患者使用的版本。HIV/AIDS 患者报告结局评价量表是通过测量 HIV/AIDS 患者自我感受，用于治疗前后的效果评价的量表[40]。研究结果显示：PRO 量表各领域及总分与 SCL 各领域与总分的相关系数都介于 0.4 与 0.8 之间，说明具有较好的效标效度；用 Lisrel 8.7 对量表原始设想的结构进行验证性因子分析，结果模型的拟合良好。以上结果说明 PRO 量表具有较好的信度和效度，可以用于 HIV/AIDS 的各种人群。形成的 PRO 量表在艾滋病新药艾奇康的 2 期临床试验中作为疗效评价指标应用 200 例；在医疗救治项目中，作为疗效评价指标，从 2010 年开始，应用于全国各地 17 个试点单位，约有 9000 例患者。

艾滋病患者生存质量量表中文版（WHOHIVQOL - BREF 量表）是在世界卫生组织 HIVQOL - BREF 量表基础上引进并修订的，该量表是针对 HIV/AIDS 患者研制的，研究结果显示 WHO - HIVQOL - BREF 量表内容效度中条目与所属领域的相关系数来表达，大部分条目与所属领域的相关系数均大于 0.50，且均大于与其他领域的相关系数，内容效度较好。以 SCL - 90 症状自评量表为标准量表，进行校标 - 关联效度分析，范围从 - 0.246 到 - 0.544（两量表赋分方向相反），相关系数均有统计学意义，WHOQOL - HIV 的效标效度较好。用 Lisrel 8.7 对量表原始设想的结构进行验证性因子分析，均显示设想模型与真实数据拟合良好，结果表明量表的信度系数较

低，效度尚可，可能是由于文化程度差异引起，正在修订完善中[41]。（推荐强度 B，证据级别Ⅲb）

三、切入点

中医药在改善和减轻患者症状、提高患者生活质量、减少抗病毒药引起的某些毒副作用、提高患者依从性、费用低廉、无严重不良反应等方面表现出了优势。从艾滋病的免疫发病机制来看，中医药治疗有六个切入点：

1. HIV 感染者早期治疗　由于感染者在此期间还未发病，西药的毒副反应以及耐药性等使得部分感染者不愿意服抗病毒药而转为中药治疗。"十一五"课题"无症状 HIV 感染者中医药早期干预研究"初步表明中医药辨证论治，提高患者的生存质量，改善患者的 PRO 量表及症状体征，为提高患者的免疫功能奠定基础，进而降低艾滋病期的发病率。（推荐强度 A，证据级别Ⅰb）

2. 促进免疫功能重建　大约 20% 的病人在接受 HAART 后，病毒载量下降至检测线以下，但是其 CD4 细胞数量不上升或上升缓慢，成为"低载量低免疫状态"；"十一五"课题"中医药对 HAART 后免疫重建功能的影响研究"结果显示中医药能够提高 CD4 细胞，促进免疫重建，提高生存质量。（推荐强度 B，证据级别Ⅱ、Ⅲ）

3. 病毒储存库清除　艾滋病目前不能治愈的一个主要原因就是 HIV 病毒潜伏在体内的病毒储存库里，处于休眠状态；药物不能进行清除。但储存库是如何形成的，在体内什么地方？如何将潜伏的病毒激活？（推荐强度 C，证据级别Ⅴ）目前，中医也在进行探索性的研究。

4. 降低耐药　HAART疗法不断产生的耐药性正在受到重视；中药成分复杂，具有多靶点、多环节、多途径的调节作用；目前，中西医协同治疗，降低耐药的研究也正在进行。

5. 减轻 HAART 毒副作用　目前 HAART 疗法的疗效已得到公认，但其毒副作用较为常见。中医药减轻某些毒副作用的研究也在进行。

6. 减轻症状，改善生存质量　实践证明，中医药在减轻症状、改善生存治疗方面能发挥很好作用。

第七章 十二个优势病种中医诊疗方案

HIV 感染者中医诊疗方案

HIV 感染者（HIV infected person）即感染 HIV 但尚未发展到艾滋病发病。由于 HIV 病毒在感染者体内不断复制，其免疫系统逐渐受损，CD4+T 淋巴细胞计数逐渐下降，HIV 感染者的艾滋病相关症状逐渐出现并加重，直至发展到艾滋病发病阶段。

目前，对 HIV 感染者的治疗，近年来研究存在两种观点：一种观点认为早期进行高效抗反转录病毒疗法治疗，使其病毒载量降至检测不到的水平，再稳定其免疫功能，有利于患者延缓发病，降低发病率。另一种观点认为早期高效抗反转录病毒疗法治疗，可促使 HIV 感染者较早产生耐药，导致发病以后抗病毒治疗无效，加速患者死亡，且存在高效抗反转录病毒疗法毒副作用，使感染者间断用药诱发 HIV 病毒变异，不利于疫苗研制。

以中医"治未病"的学术思想为指导，结合流行病学资料、文献及研究资料和长期临床经验，形成了 HIV 感染者中医诊疗方案，使治疗视点前移，对患者进行早期干预，以期延缓 HIV 感染者进入艾滋病发病期的进程。

一、诊断

（一）疾病诊断

诊断标准

参照《艾滋病诊疗指南》（中华医学会感染病学分会艾滋病学组，2011 年）

（1）有流行病学史，结合 HIV 抗体阳性即可诊断，或国家指定实验室检查 HIV 抗体阳性即可诊断。

（2）结合国家抗 HIV 药物使用标准，$CD4^+T$ 淋巴细胞计数应在 350 个/μl 以上。

（二）证候诊断

1. 脾气亏虚证　食少，腹胀，大便溏薄，神疲体倦，乏力，气短，自汗，体重减轻，逐渐消瘦，面色萎黄。舌质淡，舌体胖大或有齿痕，苔白，脉细弱。

2. 气阴两虚证　少气，懒言，神疲，乏力，自汗，盗汗，动则加剧，或伴口干咽燥，五心烦热，身体消瘦，体重减轻；或见干咳少痰，或见腰膝痠软。舌体瘦薄，舌质淡，苔少，脉虚细数无力。

3. 湿热壅滞证　纳呆，脘痞，便溏不爽，头晕昏沉，胸闷，口渴不欲多饮，口粘，肢体困倦，或女子带下黏稠味臭。舌质红，苔厚腻，或黄腻，或黄白相兼，脉濡数或滑数。

二、治疗方法

（一）辨证选择口服中药汤剂、中成药

1. 脾气亏虚证

治法：益气健脾、扶正固本

推荐方药：参苓白术散加味。人参、白术、茯苓、甘草、黄芪、白扁豆、厚朴、陈皮、砂仁、仙灵脾、巴戟天、生姜、大枣等。

中成药：补中益气颗粒（丸）、参苓白术丸等。

2. 气阴两虚证

治法：益气养阴、扶正固本

推荐方药：参芪地黄汤加减。人参、黄芪、山药、茯苓、五味子、天花粉、沙参、麦门冬、生地黄、杜仲、山药、熟地黄、甘草等。

中成药：参麦口服液、参芪地黄丸、薯蓣丸等。

3. 湿热壅滞证

治法：清热祛湿、通利化浊

推荐方药：三仁汤或藿朴夏苓汤加减。杏仁、白豆蔻、薏苡仁、滑石、通草、淡竹叶、半夏、厚朴、藿香、茯苓、猪苓、泽泻、淡豆豉等。

中成药：甘露消毒丸、唐草片等。

（二）艾灸治疗

适应症：适用于治疗脾气亏虚证、气阴两虚证患者。

选穴：关元　神阙　足三里

取穴：关元，在下腹部，前正中线上，当脐中下3

寸。神阙，位于脐正中。足三里，在小腿前外侧，当犊鼻下3寸，距胫骨前缘一横指（中指）。

操作方法：艾条灸，每穴每次10至15分钟，一周为一疗程，连续使用2~4个疗程。

注意事项：控制距离，防止烫伤。

（三）穴位贴敷

根据患者的不同证型选择适宜的穴位进行贴敷，每天一次，每次2个小时，一个疗程7天。如脾气亏虚可贴敷神阙穴。

注意事项：控制贴敷时间，防止过敏。

（四）健康指导

1. 生活起居　注意性生活安全，防止交叉感染。在日常生活中，防止共用可能被污染的物品，如牙签、牙刷、剃须刀、注射器等。适度劳作，勿过劳。

2. 饮食调理　均衡饮食。

3. 情志调摄　指导患者及家属建立战胜疾病的信心，配合治疗。

4. 健康教育　广泛宣传艾滋病的预防知识，使患者及家属了解艾滋病的传播途径及危害，以采取自我防护措施。嘱患者每3~6个月做一次临床及免疫学检查。出现症状，随时就诊，及早治疗。

三、疗效评价

阶段疗程：12月。可建立队列研究，观察终点事件的发生率。

（一）症状与体征

根据症状体征积分法，疗效等级分为有效、无效。

有效：临床症状体征改善明显，总积分下降≥2/3；

无效：临床症状体征无改善或加重，总积分不下降，或增加。

（二）免疫指标

有效：（1）CD4数量上升，疗后CD4升高≥30%或50/μl，并保持稳定；（2）治疗1年后，CD4与基线水平一致；

无效：CD4下降≥30%或50/μl。

（三）病毒载量

有效：（1）血浆HIV-RNA水平下降，拷贝数降低≥1 log/ml；（2）治疗1年后，血浆HIV-RNA未上升，与基线水平一致；

无效：血浆中HIV-RAN水平持续上升，或拷贝数下降<1 log/ml。

（四）健康和生存质量的评价标准

采用国际或国内公认的生存质量评价标准，如世界卫生组织HIV生存质量量表（WHOQOL-HIV）、世界卫生组织HIV生存质量测量简表（WHOQOL-HIV-BREF）、WHO生活质量量表（WHOQOL-100）等。

附 症状体征积分表

主要症状积分方法（0.2.4.6 积分法）

发热	0分：无	2分：经常发热，最高 T≤37.9℃
	4分：时常发热，最高 T38.0～38.5℃	6分：反复发热，最高 T≥38.6℃
咳嗽	0分：无	2分：偶尔，不影响日常生活
	4分：经常，对日常生活有一定影响	6分：持续，严重影响日常生活
乏力	0分：无	2分：精神不振，尚能从事体力活动
	4分：精神疲倦，四肢乏力，勉强从事日常活动	6分：精神极度疲乏，周身无力，不能从事日常活动
纳呆	0分：无	2分：食欲较差，食量减少1/3
	4分：食欲不佳，食量减少1/2	6分：终日不想进食，食量减少2/3以上
腹泻	0分：无	2分：偶尔，2～3次/日，不影响生活
	4分：经常，2～4次/日，未超过1个月	6分：持续，4次/日以上，超过一个月
呕吐	0分：无	2分：能忍受，不治可自行好转
	4分：食后即吐，难以进食	6分：剧烈，甚至呕吐黄水

次要症状积分方法（0.1.2.3 积分法）

气短（胸闷）	0分：无	1分：活动后发作
	2分：稍动则甚	3分：静息时就有发作
恶心	0分：无	1分：偶尔，不影响饮食
	2分：经常，自觉恶心，不愿进食	3分：恶心厉害，难以进食
自汗	0分：无	1分：平素皮肤微潮，稍动更甚

	2分：平素皮肤潮湿，动则汗出	3分：稍动则汗出，如水渍状
盗汗	0分：无	2分：汗量不多或为偶见
	4分：汗量较多，衣被潮湿	6分：汗量极多，湿透衣被，屡屡出现
头痛	0分：无	1分：偶尔，时间较短，可自止
	2分：时有发作，持续时间较长，但可忍受	3分：发作频频，痛不可忍
脱发	0分：无	1分：头发脱落较多
	2分：无其他原因，头发成片脱落	3分：头发大面积脱落，无再生迹象
胸痛	0分：无	1分：偶尔，不影响生活
	2分：经常，影响日常生活	3分：持续，严重影响日常生活
腹痛/腹胀	0分：无	1分：偶尔，无其他原因
肌肉痛/关	2分：时有发生，无其他原因	3分：经常发生，难以忍受
节痛/腰痛	0分：无	1分：偶尔酸痛，无其他原因
	2分：时有发作，活动不便	3分：经常发作，不能忍受
皮肤瘙痒	0分：无	1分：偶尔，可以忍受
	2分：时有发作，影响生活	3分：持续不解，难以忍受
月经失常	0分：无异常表现	1分：按时而至，痛可忍受
	2分：经来不定，时有疼痛，夹有血块	3分：经来不定，痛不可忍，夹有大量暗紫血块

主要体征积分法（0.2.4.6 积分法）

皮疹	0分：无	2分：局部发生，持续时间较短
	4分：多处发生，时间不超过一个月	6分：全身泛发迁延不愈，时间超过一个月
黏膜溃疡	0分：无	2分：有2处以下小面积溃疡
	4分：3~5处溃疡	6分：有6处以上或是大面积溃疡

口糜	0分：无	2分：舌面布有白霉
	4分：口腔舌面均有白霉	6分：口腔舌面满布白色腐糜
疱疹	0分：无	2分：局部发生，治疗后即愈
	4分：多处疱疹，治疗困难	6分：反复发生，疼痛难忍，病程迁延
卡波氏肉瘤	0分：无	2分：有1处
	4分：有2~3处	6分：有4处以上
淋巴结肿大	0分：无	2分：1处以上肿大，大于0.5cm
	4分：2处以上肿大，大于1cm	6分：多处肿大，大于2cm

艾滋病血浊（艾滋病高脂血症）中医诊疗方案

一、概述

高脂血症临床分型包括：高胆固醇（TC）血症、高甘油三酯（TG）血症、混合型高脂血症、低高密度脂蛋白血症（详见高脂血症诊断标准）。目前，在AIDS患者HAART治疗后出现的毒副作用中，高脂血症已经越来越多的受到关注，最新的研究表明，在HAART治疗的第4周，即有病人出现血脂升高。有研究表明，开始治疗的年龄、基础胆固醇水平、开始治疗时使用司他夫定和蛋白酶抑制剂与高脂血症密切相关。

本诊疗方案中艾滋病高脂血症是指HIV/AIDS患者采用"高效抗逆转录病毒治疗"（HAART）后出现高脂

血症，包括高胆固醇血症、高甘油三酯血症、混合型高脂血症。低高密度脂蛋白血症未纳入本方案研究范畴。

二、诊断

（一）疾病诊断

1. 艾滋病诊断标准

参照中华人民共和国国家标准（试行）2001 年制定的《HIV/AIDS 的诊断标准及处理原则》、中华医学会感染病学分会艾滋病学组制定的《艾滋病诊疗指南（2011版）》。

诊断原则：HIV/AIDS 的诊断需结合流行病学史（包括不安全性生活史、静脉注射毒品史、输入未经抗 HIV 抗体检测的血液或血液制品、HIV 抗体阳性者所生子女或职业暴露史等）、临床表现和实验室检查等进行综合分析，慎重作出诊断。

诊断 HIV/AIDS 必须是 HIV 抗体阳性（经确证试验证实），而 HIV - RNA 和 P24 抗原的检测有助于 HIV/AIDS 的诊断。

2. 高脂血症诊断标准

参照中国成人血脂异常防治指南制订联合委员会 2007 年制定的《中国成人血脂异常防治指南》，高脂血症临床分型：

高胆固醇（TC）血症：血清总胆固醇增高 > 5.72mmol/L，甘油三酯正常（甘油三酯 < 1.70mmol/L）；

高甘油三酯（TG）血症：血清甘油三酯增高 >

1.70mmol/L，总胆固醇正常（总胆固醇＜5.72mmol/L）；

混合型高脂血症：血清总胆固醇和甘油三酯含量均增高，即总胆固醇＞5.72mmol/L，甘油三酯＞1.70mmol/L；

低高密度脂蛋白血症：血清高密度脂蛋白－胆固醇（HDL－胆固醇）降低＜1.2mmol/L。

（二）证候诊断

参照中华中医药学会心病分会2008年制定《血脂异常中医诊疗标准》。高脂血症主要属于中医"血浊"范畴。

1. 痰浊阻遏证 形体肥胖，头重如裹，胸闷，呕恶痰涎，肢麻沉重，心悸，失眠，口淡，食少。舌胖，苔滑腻，脉弦滑。

2. 气滞血瘀证 胸胁胀闷，走窜疼痛，心前区刺痛，心烦不安。舌尖边有瘀点或瘀斑，脉沉涩。

3. 脾肾阳虚证 畏寒肢冷，眩晕，倦怠乏力，便溏，食少，脘腹作胀，面肢浮肿。舌淡质嫩，苔白，脉沉细。

4. 肝肾阴虚证 眩晕耳鸣，腰酸膝软，五心烦热，口干，健忘，失眠。舌质红，少苔，脉细数。

5. 肝郁脾虚证 胸胁胀满或窜痛，时欲太息，情志抑郁或急躁易怒，食欲不振，乏力，头晕，纳呆，恶心，腹胀便溏，或发作性腹痛腹泻。舌体胖大有齿痕，苔白或腻，脉弦细或濡缓。

三、治疗方法

（一）辨证选择口服中药汤剂、中成药

1. 肝郁脾虚证

治法：疏肝健脾

推荐方药：逍遥散加减：柴胡、郁金、当归、党参、白术、丹参、茯苓、山楂、甘草、赤芍等。

中成药：逍遥丸、加味逍遥丸。

2. 痰浊阻遏证

治法：燥湿祛痰。

推荐方药：二陈汤加减：陈皮、半夏、茯苓、薏苡仁、苍术、白术、厚朴。

中成药：血脂康胶囊、脂必泰胶囊。

3. 气滞血瘀证

治法：行气活血。

推荐方药：血府逐瘀汤加减：桃仁、红花、当归、川芎、赤芍、生地、牛膝、柴胡、枳壳、郁金、桔梗。降脂颗粒（协定处方）：黄芪、赤芍、川芎、郁金、虎杖、法半夏、决明子、山楂、泽泻、丹参。

中成药：血府逐瘀片（口服液）、复方丹参片。

4. 脾肾阳虚证

治法：健脾益肾。

推荐方药：附子理中汤加减：制附子（先煎）、人参（另煎兑服）、白术、炮姜、炙甘草、茯苓、桂枝。自拟温肾方加减：仙灵脾、肉苁蓉、小茴香、菟丝子、女贞

子、枸杞子、石菖蒲、泽泻、焦山楂等。艾脂1号方（协定处方）：鹿角胶、淫羊藿、生黄芪、生薏米、生山楂、丹参、泽泻。

中成药：附子理中丸、金匮肾气丸等。

5. 肝肾阴虚证

治法：滋补肝肾。

推荐方药：杞菊地黄丸加减：生地黄、山药、茯苓、山茱萸、牡丹皮、泽泻、枸杞、菊花、制首乌。

中成药：杞菊地黄丸、壳脂胶囊。

（二）其他

1. 耳穴

取穴：饥点、口、脾、内分泌、肾、直肠下等穴，或取敏感点。手法：用王不留行籽或白芥子取穴。2天换药1次，换药3次休息2天，为1周期。7个周期为1疗程。

2. 艾灸

取穴：丰隆、足三里、巨阙；天枢、脾俞、肝俞、神阙。

方法：将点燃的艾条悬于所需施灸的穴位上，距离皮肤约3厘米，灸至皮肤温热发红，有温热感为宜。一般每穴灸10分钟左右即可。

3. 推拿

穴位推拿：内关、屋翳、渊腋、辄筋、肾俞、膏肓等，重点揉左侧穴位，每穴揉30次；肾虚者选择加揉三阴交、涌泉穴、中脘、天枢、气海，脾俞、胃俞、足三里等；痰浊者选择加揉天突、膻中等。

4. 气功

如五禽戏、太极拳等调和气血，调理脏腑，降脂减肥。

（三）健康指导

1. 饮食疗法

饮食疗法是防治血脂异常重要的措施。原则是限制总热量和肥甘厚味。根据不同体质可以适量用一些药膳进行调理。

萝卜粥：一般人群均适用进行调养，取白萝卜适量加入大米煮粥服用。

苡米粥：一般人群均适用进行调养，取苡米 50g 加入粳米煮粥服用。

荷叶粳米粥：适用湿热患者，取荷叶 15g 加入粳米煮粥服用。

茯苓百合粥：适用脾肾不足患者，取茯苓 15g、百合 15g 加入粳米煮粥服用。

三鲜饮：适用痰湿患者，取鲜山楂、鲜白萝卜、鲜橘皮适量，煎汁饮用。

山楂荷叶茶：适用痰湿肥胖患者，各取山楂、荷叶，泡茶饮用。

2. 调畅情志

保持精神愉快，避免急躁、惊恐、焦虑、高度紧张，戒烟酒。

3. 适当运动

适当运动，调节心理平衡，以缓解大脑皮层紧张状态，保持情绪稳定。

（四）疗程

12周为一疗程；治疗2疗程。

四、疗效评价

（一）评价标准

1. 血脂检测指标

显效：血清总胆固醇（TC）、甘油三酯（TG）较治疗前下降大于或等于20%或降至正常。

有效：血清总胆固醇（TC）、甘油三酯（TG）较治疗前下降大于或等于10%。

无效：血清总胆固醇（TC）、甘油三酯（TG）较入组时无改善或恶化。

2. 证候疗效评定标准

显效：症状、体征明显改善，证候积分减少≥70%。

有效：症状、体征均有好转，证候积分减少≥30%。

无效：症状、体征均无明显改善，甚或加重，证候积分减少不足30%。

注：计算公式（尼莫地平法）为：［（治疗前积分－治疗后积分）÷治疗前积分］×100%。

3. 症状疗效判定标准

显效：疗程结束时，症状分级减少2级；

有效：疗程结束时，症状分级减少1级；

无效：达不到上述标准者。

（二）评价方法

1. 血脂生化指标

血清总胆固醇（TC）、甘油三酯（TG）。

2. 体重指数 BMI、腰髋比例（WHR）

有效：体重指数 BMI、腰髋比例（WHR）、腰围较入组时下降。

无效：体重指数 BMI、腰髋比例（WHR）、腰围较入组时无变化或增加。

3. 证候疗效

痰浊阻遏证、气滞血瘀证、脾肾阳虚证、肝肾阴虚证、肝郁脾虚证各证候评分，采用尼莫地平法。

4. 症状疗效

治疗前后症状改变，采用评分量表。

表1　艾滋病 HAART 后高脂血症症状评分表

症状	0分		1分	2分	3分
形体肥胖	无□	轻□	体重指数 25－29.9	中□ 体重指数 30－34.9	重□ 体重指数≥35
眩晕	无□	轻□	头晕眼花，时作时止	中□ 视物旋转，不能行走	重□ 眩晕欲仆，不能站立
头重如裹	无□	轻□	微觉头沉	中□ 头重似蒙布	重□ 头重如戴帽而紧
胸闷	无□	轻□	轻微胸憋	中□ 胸闷明显，时见太息	重□ 胸闷如窒
呕恶痰涎	无□	轻□	恶心偶见痰涎清稀	中□ 干呕时吐痰如唾	重□ 呕吐痰涎量多

续表

症状	0分	1分	2分	3分
肢麻沉重	无□	轻□ 肢麻轻微，上楼时觉下肢沉重	中□ 肢麻时轻时重，步履平地时下肢困重	肢麻显著，举步重□ 抬腿时下肢困重明显
畏寒肢冷	无□	轻□ 微畏寒	中□ 畏寒肢冷明显	重□ 畏寒肢冷欲加衣被
倦怠乏力	无□	轻□ 活动后倦怠乏力	中□ 未活动亦感倦怠乏力	重□ 倦怠乏力显著
便溏	无□	轻□ 大便不成形	中□ 大便不成形，一日数行	重□ 大便稀薄
耳鸣	无□	轻□ 耳鸣轻微	中□ 耳鸣重听，时作时止	重□ 耳鸣不止，听力减退
腰酸	无□	轻□ 晨起腰酸，捶打可止	中□ 持续腰酸，劳则加重	重□ 腰酸如折，休息不止
膝软	无□	轻□ 微觉膝软无力	中□ 膝软不任重物	重□ 膝软不欲行走
五心烦热	无□	轻□ 晚间手足心微热	中□ 心烦手足心灼热	重□ 烦热不欲就医
头痛	无□	轻□ 轻微头痛，时作时止	中□ 头痛可忍，持续不止	重□ 头痛难忍，上冲巅顶
急躁易怒	无□	轻□ 心烦偶躁	中□ 心烦急躁，遇事易怒	重□ 烦躁易怒，不能自止
面红	无□	轻□ 面微红赤	中□ 面赤明显	重□ 面赤如妆
口苦	无□	轻□ 晨起口苦	中□ 口苦食不知味	重□ 口苦而涩
胸胁胀闷	无□	轻□ 胸胁隐隐胀闷	中□ 胸胁胀闷时作时止	重□ 胸胁胀闷明显

症状	0分	1分	2分	3分
走窜疼痛	无□	轻□ 隐隐走窜疼痛	中□ 走窜疼痛时作时止	重□ 走窜疼痛明显
心前区刺痛	无□	轻□ 心前区隐隐作痛	中□ 心前区刺痛时作时止	重□ 心前区刺痛明显
心悸	无□	轻□ 偶见轻微心悸	中□ 心悸阵作	重□ 心悸怔忡
口淡	无□	轻□ 口中轻微无味	中□ 口淡较重	重□ 口淡不欲饮食
食少	无□	轻□ 饮食稍微减少	中□ 饮食减少	重□ 饮食明显减少
脘腹作胀	无□	轻□ 脘腹轻微作胀	中□ 脘腹时胀时止	重□ 脘腹作胀明显
面肢浮肿	无□	轻□ 晨起晚间轻微浮肿	中□ 指陷性浮肿＋~＋＋	重□ 指陷性浮肿＋＋以上
口干	无□	轻□ 口微干	中□ 口干少津	重□ 口干时饮水
健忘	无□	轻□ 偶见忘事，尚可忆起	中□ 时见忘事，不易想起	重□ 转瞬即见遗忘不能 忆起
便秘	无□	轻□ 大便干，日一行	中□ 大便秘结，两日一行	重□ 大便艰难,数日一行
溲赤	无□	轻□ 小便稍黄	中□ 小便黄而少	重□ 小便黄赤
心烦不安	无□	轻□ 遇事心烦不安	中□ 遇事心烦明显	重□ 遇事心烦不可克制

艾滋病泄泻（腹泻）中医诊疗方案

一、概述

腹泻是艾滋病发生发展过程中常见的一种并发症，在艾滋病（AIDS）中晚期中占有很大比例，主要是患者感染 HIV 后，免疫系统功能下降而引发的消化系统症状，以便质稀溏或水样便，每日 3 次或以上为特征。艾滋病腹泻包括感染性腹泻和非感染性腹泻如肿瘤、相关药物引起和不明原因的腹泻（本方案不针对艾滋病合并结核、细菌性感染等引起的腹泻）。根据病程又分为急性腹泻、慢性腹泻。艾滋病腹泻以慢性腹泻多见，其临床表现为腹泻便溏、脘闷食少、泄下清稀，甚则如水或间歇发作，迁延不愈，达数月或数年，日久体重下降，营养不良，形体枯萎，甚则形成恶液质状态以致死亡。

祖国医学属于"泄泻"范畴，据艾滋病腹泻发病特点而分"暴泄"和"久泻"。艾滋病患者长期受疫毒侵袭，复感外邪、饮食不节、情志失调、或使用抗病毒药物等，伤及脾胃以致脾失健运，湿邪内阻，肠道分清泌浊、传导功能失司，引起泄泻，因此其病机关键是脾虚湿盛，肠腑运化传导失司，清浊混杂而下，则大便溏泄。或毒邪久羁，耗伤肾精，命门火衰，脾失温煦，运化失常，湿浊内生而泄泻。因此，艾滋病腹泻病位在肠，并与肝脾肾密切相关，反复发作，迁延不愈。

二、诊断

（一）疾病诊断

1. 中医诊断标准 参照"中华人民共和国中医药行业标准 中医病证诊断疗效标准"、普通高等教育"十二五"国家级规划教材《中医内科学》（张伯礼 薛博瑜主编，人民卫生出版社，2012 年标准）。

诊断要点：泄泻以大便粪质清稀、次数增多为主要依据，可伴有腹胀腹痛等症。大便次数增多，粪质稀溏，甚则如水样；或泻下完谷不化。大便溏薄而势缓者为泄，大便清稀如水而势急者为泻。

2. 西医诊断标准 参照《艾滋病诊疗指南》（中华医学会感染病学分会艾滋病组，2011 年标准）。

诊断要点：有流行病学史，实验室检查 HIV 抗体阳性，大便次数多于 3 次/日（包括 5 次），质稀不成形者，腹泻小于 4 周者为急性腹泻，反复发作、时轻时重，持续 4 周以上者为慢性腹泻。

（二）证候诊断

1. 暴泻

1.1 寒湿内盛证：主症见泻下清稀，甚则如水样，次症见腹痛肠鸣，脘闷食少，舌苔白或白腻，脉濡缓；兼症见恶寒发热，头重，肢体困痛，苔薄白，脉浮。

1.2 湿热下注大肠证：主症见泄泻腹痛，泻而不爽，粪色黄褐，气味臭秽，泻下急迫，次症见肛门灼热，烦热口渴，小便短黄，舌质红，苔黄腻，脉濡数或滑数。

2. 久泻

2.1 肝郁脾虚证：主症见每因情志怫郁即腹痛肠鸣泄泻，泻后痛减，胸胁脘腹满闷，喜出长气。次症见心烦易怒，嗳气纳呆，舌或边红，苔薄白，脉弦。

2.2 脾胃虚弱证：主症见腹痛隐隐，脘闷不舒，胃纳呆滞，餐后易泻，夹有不消化食物，大便时溏时泻，次症见神疲乏力，面色萎黄，肢体倦怠。舌淡胖苔白，脉沉缓。

2.3 脾肾阳虚证：主症见多在黎明前后，腹痛、肠鸣继而泄泻，泻后则安。次症见腰膝酸痛、腹部冷痛，得温痛减，形寒肢冷；溺清，不思饮食，舌淡胖而嫩，苔白滑，脉沉细无力。

三、治疗方案

（一）辨证选择口服中药汤剂、中成药

1. 暴泄

1.1 寒湿内盛证

治法：散寒化湿

推荐方药：胃苓汤加减；桂枝、茯苓、苍术、白术、猪苓、泽泻、陈皮、甘草、厚朴等。兼风寒表证用藿香正气散加减；藿香、苍术、茯苓、半夏、陈皮、木香、厚朴、大腹皮、紫苏、白芷、桔梗等。

中成药：胃苓散、藿香正气软胶囊等。

1.2 湿热伤中证

治法：清热利湿

推荐方药：葛根黄芩黄连汤加减；葛根、黄芩、黄连、木香、车前草、苦参、甘草等。

中成药：葛根芩连片、香连片等。

2. 久泻

2.1　肝郁脾虚证

治法：疏肝健脾

推荐方药：痛泻要方加减；陈皮、防风、白术、白芍、柴胡、路党参、淮山药等。

中成药：痛泻宁颗粒、固肠止泻丸等。

2.2　脾胃虚弱证

治法：健脾益气

推荐方药：参苓白术散加减；党参、白术、茯苓、桔梗、山药、砂仁（白豆蔻）、薏仁、扁豆、莲肉等。

中成药：参苓白术散、参苓健脾颗粒、人参健脾丸等。

2.3　脾肾阳虚证

治法：温补脾肾

推荐方药：附子理中汤合四神丸加减。附片、干姜、党参、白术、山药、

补骨脂、益智仁、肉豆蔻、吴茱萸、五味子、甘草等。

中成药：附子理中丸、四补丸、固本益肠片等。

（二）艾灸治疗

暴泄：寒湿内盛，足三里、天枢（双）、内关、中脘；湿热伤中：内关、上脘、合谷、曲池。

久泻：主穴：关元、神阙、天枢（双）、足三里（双）。配穴：肝郁脾虚：配肝俞穴；脾胃虚弱：配脾俞、胃俞、中脘；脾肾阳虚：配肾俞、命门。

温和灸，每日 1 次。

（三）保留灌肠

患者可进行中药灌肠治疗，推荐方药：黄连、黄芩、白芷、菖蒲、白芨、锡类散、云南白药等。

（四）调摄

1. 心理干预

首先告诉患者通过检查分析已排除器质性疾病，确诊为艾滋病腹泻，而科学准确说明艾滋病腹泻的性质和预后，调整患者的情绪和行为，达到正确认知自己的病情，树立战胜疾病的信心。建立合理规律的生活方式，以改善患者的临床症状和生活质量。

2. 饮食调摄

对患者饮食种类进行认真评估，建议尽量避免产生胃肠不适的食物。针对泄泻病患者，在治疗期间，应避免烟酒、辛辣肥甘食物的摄入，忌咖啡、浓茶、生冷食物等。科学饮水，早餐前饮温水 50ml，半小时后进餐，全天少量多次饮水，总量 1500ml。

3. 提肛

提肛运动坐、卧和站立时均可进行。方法如下：思想集中，收腹，慢慢呼气，同时用意念有意识地向上收提肛门，当肺中的空气尽量呼出后，屏住呼吸并保持收提肛门 2～3 秒钟，然后全身放松，让空气自然进入肺中，静息 23 秒，再重复上述动作；同样尽量吸气时收提肛门，然后全身放松，让肺中的空气自然呼出。每日 1～2 次，每次 30 下或 5 分钟。此锻炼方法应长期坚持。

（五）标准疗程时间为：1～4 周/疗程。

（六）检查项目

（1）血常规、尿常规、便常规＋潜血＋培养（培养根据各医疗机构条件实施）

（2）肝功能、肾功能、电解质

四、疗效评价

参照"中华人民共和国中医药行业标准 中医病证诊断疗效标准"进行评定。按"无"、"轻"、"中"、"重"；计分方法分别计为 0、1、2、3 分。

腹泻的频率评分：无症状为 0 分；轻度：<3 次/天为 1 分；中度：3～5 次/天为 2 分；重度：6 次以上/天为 3 分。

临床痊愈：为治疗一个疗程后无腹泻症状，大便成形、次数恢复正常，伴随症状消失以及临床检验正常，体重增加；

好转：治疗一个疗程后大便次数较疗前明显减少，症状分级减少 1～2 级，临床症状改善以及检验指标恢复正常，体重稳定或增加。

未愈：治疗一个疗程后症状无改变、甚至恶化。

艾滋病合并贫血中医诊疗方案

AIDS 可造成多系统损害，其中贫血的发生十分常见，年发生率在艾滋病患者中为 37%，由于 AIDS 患者并发贫血的死亡危险率提高，贫血纠正后死亡危险率降低，因此贫血成为 AIDS 患者的死亡原因之一，是 AIDS 患者短期生存的独立危险因素。艾滋病导致贫血的原因包括：HIV 感染骨髓微环境基质细胞，可导致大量的粒细胞集落刺激因子和白细胞介素 III 减少，进而引起红细胞生成能力降低；消化道吸收障碍影响叶酸、维生素 B12 的吸收；各种治疗药物导致造血功能障碍；各种严重机会性感染或肿瘤等。

一、诊断

（一）疾病诊断

1. 中医诊断标准

参照卫生部"十二五"规范教材《中医内科学》（张伯礼、薛博瑜主编，人民卫生出版社，2013 年）。

主要症状为：两目不黄，周身肌肤呈淡黄色，干萎无光泽，倦怠乏力，眩晕耳鸣，心悸少寐，大便溏薄，舌淡苔薄，脉濡细。

2. 西医诊断标准

参照《艾滋病诊疗指南》（中华医学会感染病学分会艾滋病学组，2011 年），符合艾滋病合并贫血的诊断。

（1）确诊为 HIV 阳性者。

（2）成年男性 Hb < 120g/L，成年女性（非妊娠）Hb < 110g/L，孕妇 Hb < 100g/L。

（二）证候诊断

1. 脾虚血亏证　乏力气短，头晕目眩，面色萎黄，自汗消瘦，舌淡苔少，脉濡细。

2. 肝肾阴虚　头晕目眩，目干耳鸣，失眠多梦，肢体麻木，右胁隐痛，舌红少苔、脉细数。

3. 脾肾阳虚　面色苍白，畏寒喜卧，乏力眩晕，食少纳呆，腰膝酸软，舌淡胖边有齿痕，苔薄，脉沉细无力。

二、治疗方法

（一）辨证选择口服中药汤剂、中成药

1. 脾虚血亏证

治法：益气养血

推荐方药：八珍汤加减。党参、茯苓、熟地、当归、川芎、白芍、白术、甘草等。

中成药：唐草片、复方阿胶浆、八珍丸等。

2. 肝肾阴虚

治法：滋补肝肾

推荐方药：左归饮加减。熟地、山药、枸杞子、炙甘草、茯苓、山茱萸等。

中成药：归芍地黄丸、左归丸等。

3. 脾肾阳虚

治法：温补脾肾

推荐方药：桂附理中丸加减。黄芪、熟地、淮山、当归、附子、肉桂、鹿角胶、菟丝子等。

中成药：济生肾气丸、右归丸等。

（二）食疗

可结合辩证选用药食两用的药材，如枸杞子、熟地、当归、党参、大枣等。

1. 红枣木耳汤　红枣 15 枚、黑木耳 15g，冰糖适量。将红枣、木耳以温水泡发，放入碗中，并加水和冰糖适量。将碗置于蒸锅中蒸 1 小时。吃红枣、木耳，喝汤，每日 2 次。

2. 龙眼花生汤　龙眼肉 15g 生花生（连红衣）25g 加水至 400ml，煎煮，吃花生，喝汤。

（三）健康指导

1. 生活起居　注意性生活安全，防止交叉感染，除病重需卧床休息者外，轻者可适当活动，以促进食欲及体力恢复。

2. 饮食调护　以清淡、富于营养为宜，忌肥腻、油煎之品。

3. 情志调摄　消除恐惧，保持乐观情绪，增强治愈疾病的信心。

4. 健康教育　广泛宣传艾滋病的相关知识，定期复查，坚持治疗，按医嘱服药，提高患者依从性。

三、疗效评价

（一）评价标准

1. 治愈 中医临床症状体征消失，血红蛋白恢复正常，白细胞 $\geqslant 4 \times 10^9/L$，血小板 $\geqslant 120 \times 10^9/L$。

2. 显效 中医临床症状明显好转或积分下降 $\geqslant 2/3$，HB 升高 30g/L 以上。

3. 有效 中医临床症状明显好转或积分下降 $\geqslant 1/3$，HB 升高 20g/L 以上。

4. 无效 中医临床症状积分、HB 升高程度未达到有效水平。

（二）评价方法

根据附表中中医临床症状评分标准内容及血常规，在治疗前与治疗后 2W、4W、8W 及 12W 进行评价，根据轻重程度判断为治愈、显效、有效及无效，其中血红蛋白作为主要疗效指标。

附表：中医临床症状评分表

主要症状积分方法（0.2.4.6 积分法）

乏力	0分：无	2分：精神不振，尚能从事体力活动
	4分：精神疲倦，四肢乏力，勉强从事日常活动	6分：精神极度疲乏，周身无力，不能从事日常活动
心悸	0分：无	2分：偶尔
	4分：常有，稍动则甚	6分：持续
头晕耳鸣	0分：无	2分：偶尔
	4分：常有，稍动则甚	6分：持续
气短	0分：无	2分：活动后发作

	4分：常有，稍动则甚	6分：静息时就有发作
失眠	0分：无	2分：偶感睡眠不实
	4分：经常失眠	6分：持续
纳呆	0分：无	2分：食欲较差，食量减少1/3
	4分：食欲不佳，食量减少1/2	6分：终日不想进食，食量减少2/3以上
次要症状积分方法（0.1.2.3积分法）		
四肢麻木	0分：无	1分：偶尔
	2分：经常	3分：持续
恶心	0分：无	1分：偶尔，不影响饮食
	2分：经常，自觉恶心，不愿进食	3分：恶心厉害，难以进食
自汗	0分：无	1分：平素皮肤微潮，稍动更甚
	2分：平素皮肤潮湿，动则汗出	3分：稍动则汗出，如水渍状
腹胀	0分：无	1分：偶尔，无其他原因
	2分：时有发生，无其他原因	3分：经常发生，难以忍受

艾滋病并发周围神经病变（艾滋病痹症）中医诊疗方案

艾滋病并发周围神经病变（艾滋病痹症）是指主要服用抗病毒药物导致线粒体损伤的或由疾病本身导致的。服用抗病毒药物通常出现在开始治疗3个月以后。对于基线CD4$^+$T淋巴细胞较低的患者在抗病毒治疗最初几个月内出现的周围神经损害，要考虑由潜在的HIV相关性疾病所致的。

本病临床主要表现为肢体麻木、刺痛、疼痛等症状，属于艾滋病痹症范畴。

一、诊断

（一）符合《艾滋病诊疗指南（2011 年)》，处于艾滋病期或 HIV 期；

（二）符合《国家免费艾滋病抗病毒药物治疗手册（第 3 版)》（人民卫生出版社出版，2012，6）中的有关周围神经病变表现（见附件 1）。

二、中医诊断

（一）中医诊断标准

参照《中医脑病学》（王永炎、张伯礼主编，人民卫生出版社，2007 年）中麻木、《国家免费艾滋病抗病毒药物治疗手册（第 3 版)》（人民卫生出版社出版，2012，6）中的诊断要点。

1. 患者自觉四肢肌肤感觉异常如虫行，按之不止，或无痛无痒，按之不知，掐之不觉，有如木厚之感。

2. 多发于四肢，更多见于手指、脚趾末端。

3. 一般不伴有肌肉运动障碍，尚无明显肌肉萎缩，可伴有冷热、针刺、蚁行、潮湿、震动等感觉。

4. 在麻木局部可有浅感觉障碍，其分布区域常与神经走向一致。

5. 肌电图、CT、MRI 等辅助检查有助于明确诊断。

（二）证候诊断

1. 气血亏虚，痰湿阻滞证　肢体麻，但皮肤感觉正常，或伴痿弱无力，舌质正常或稍淡，脉沉滑。

2. 气血亏虚，血行瘀阻证　肢体局部木而不仁，皮肤搔之不知痛痒，或伴有麻或刺痛，舌暗或有瘀斑，苔薄白，脉涩。

三、治疗方法

（一）辩证选择口服中药汤剂、中成药

1. 气血亏虚，痰湿阻滞证

治法：益气养血，化痰通络

推荐方药：黄芪桂枝五物汤加味。黄芪、桂枝、白芍、当归、乌梢蛇、法半夏、桃仁、当归、川芎、生地等。

中成药：血塞通片等。

2. 气血亏虚，血行瘀阻证

治法：益气养血，化瘀通络。

推荐方药：补阳还五物汤加味。黄芪、当归、川芎、赤芍、桃仁、红花、地龙、川牛膝。

中成药：四妙丸等

（二）特色治疗

1. 针灸治疗

（1）毫针　取穴　主穴：关元、归来、足三里、三阴交、肩髃、曲池、合谷、阳溪、髀关、梁丘、太溪、解溪、阳陵泉。配穴：痰瘀阻滞证加丰隆、血海、支正等，痰湿阻滞明显者加阴陵泉、丰隆等；气虚血瘀证加气海、脾俞、膈俞等；兼阳虚者加大椎、命门等。操作：主穴：

关元用灸法，余穴用刺法；足三里、三阴交、归来用补法，余穴用平补平泻法。配穴：按虚补实泻法操作。每次留针20～30分钟，每日一次，10次为一个疗程，一般取双侧。

（2）皮肤针　循患病局部经络叩刺。操作：针具和叩刺部位用75%酒精消毒后，以右手拇指、中指、无名指握住针柄，食指压在针柄上，针尖对准叩刺部位，使用手腕之力，将针尖垂直叩打在皮肤上，并立即提起，反复进行。每日或隔日一次。10次为一个疗程，疗程间可间隔3－5日。

在进行针灸治疗的过程中，需要注意规范操作，重视职业保护，避免职业暴露。

2. 穴位注射

选穴：双侧足三里、手三里、三阴交等。每次选取2个输穴，可选用丹参注射液等具有活血化瘀作用的重要注射液，将抽取的药液缓慢的注入所选输穴中，每输穴注入0.5ml，隔日一次，10次为一个疗程。

3. 穴位贴敷

将白芥子、透骨草研成细末，用凡士林调和制成糊状制剂，贴敷于足三里、三阴交、阴陵泉、太溪、涌泉、内关穴位。

4. 中药离子导入

使用中药离子导入仪将豨莶草通络汤导入麻木局部穴位，如四肢末端的穴位等。豨莶草通络汤的药物组成：豨莶草、红花、没药、鸡血藤、五加皮、艾叶、苦忍冬藤、透骨草。

5. 熏洗浸泡疗法

用舒筋通络汤或豨莶草通络汤慢火水煎半个小时后，取液 500ml 熏洗浸泡患部，水温控制在 30℃ ~ 42℃ （根据患者情况而定），每日 1 ~ 2 次，每次 20 ~ 40 分钟，疏经通络汤的药物组成：艾叶、豨莶草、路路通、红花、透骨草、伸筋草、冰片。豨莶草通络汤的药物组成同上。

（3）其他疗法

1. 物理疗法　根据病情选用中频治疗、磁疗、热疗等。

2. 康复疗法　根据病情需要进行肢体康复训练。

（四）健康指导

1. 生活起居　起居有时，寒温有节。对患肢宜保暖，因常有肢体麻木、感觉迟钝，故应防止烫伤、冻伤。根据病情及体力状况，可选择适当的运动，如散步，太极拳等。

2. 饮食调理　饮食宜清淡、戒烟、富含维生素类等营养成分。

3. 情志调摄　避免情志刺激，保持心情舒畅。

（五）疗程

三个月为一个疗程。

三、疗效评价

参照《中药新药临床研究指导原则》（中国医药科技出版社，2002 年）和《国家免费艾滋病抗病毒药物治疗手册（第 3 版)》拟定。

（一）症状及神经损伤评分标准
1. 症状分级标准：

症状	0分	2分	4分	6分
麻木	无	轻度	中度	重度
疼痛	无	轻微疼痛	明显疼痛	严重疼痛
针刺、蚁行等异常感觉	无	轻微	明显	严重
症状	0分	2分	4分	6分
乏力	无	劳累后乏力	活动后乏力	不动也乏力
肢冷	无	手足时有发凉	手足经常发凉	四肢持续发凉
汗出异常	无	轻微异常	明显异常	严重异常

2. 神经损伤分级评分标准

神经系统	无（0分）	1级（2分）	2级（4分）	3级（6分）	4级（8分）
肌力	无	2	4	6	8
反射感觉缺失	无	2	4	6	8
感觉异常	无	2	4	6	8
小脑功能失调	无	2	4	6	8

（二）疗效评价标准

1. 疾病疗效评定标准

临床痊愈：临床神经损伤症状、体征及电生理检查等指标完全消失正常者。

显效：临床神经损伤分级减轻二级或以上者；

有效：临床神经损伤分级减轻一级者；

无效：临床神经损伤分级减轻未达到一级或加重者；

2. 临床症状、体征疗效评价标准

临床痊愈：临床症状、体征完全消失者；

显效：临床症状、体征减轻二级或以上者；

有效：临床症状、体征减轻一级者；

无效：临床神经损伤分级减轻未达到一级或加重者；

3. 中医临床证候疗效评价标准

临床痊愈：临床症状、体征中医证候积分值减少 > 90%者；

显效：临床症状、体征中医证候积分值减少在 > 65%，< 90%者；

有效：临床症状、体征中医证候积分值减少 > 30%，< 65%者；

无效：临床症状、体征中医证候积分值减少 < 30%者。

附表 神经损伤分级

	1级 轻度	2级 中度	3级 重度	4级 潜在生命危险
肌力	●轻度下肢肌肉乏力,但仍可行走和(或) ●轻度腱反射亢进或减弱	●无法以脚踝和(或)脚趾行走 和(或) ●轻度上肢乏力但仍能完成大多数动作 和(或) ●腱反射亢进或减弱	●下肢低垂或足趾足背无法背屈和(或) ●近侧上肢无力,完成日常动作困难 和(或) ●行走或从椅中站起需他人扶助	肌肉无力,只能卧床
反射感觉缺失	食指或脚趾感觉缺失或减弱(振动,针刺或冷/热感)	●直到脚踝的感觉缺失或减弱(振动,针刺或冷/热感) 和(或) ●手指或脚趾关节失去定位感	●直到膝或腕部的感觉缺失或减弱 和(或) 中度上肢和下肢感觉缺失	四肢和躯体感觉缺失和减弱
感觉异常——烧灼,麻木等	轻度不适,但不需治疗	中度不适;痛觉消失	严重不适	能力丧失
小脑功能失调	●轻度共济失调 和(或) ●轮替运动障碍	●意向性震颤 和(或) ●语音含糊和(或) ●眼球震颤	●需帮助才能行走 和(或) ●肢体动作不能协调	不能站立

艾滋病急性药物性肝炎肝损伤诊疗方案

一、艾滋病在 HAART 药物治疗过程中，因药物本身或/及其代谢产物或由于特殊体质对药物的超敏感性或耐受性降低可导致肝脏损伤。临床表现为乏力、厌食、上腹不适、腹胀、恶心、呕吐、皮疹、皮肤瘙痒、尿色深等症状。生化检查 ALT 及 AST 明显增高，血清胆红素异常升高。诊断主要包括有药物暴露史和相适应的潜伏期，排除其他原因或疾病所致的肝功能损伤，停药后肝功能指标应有所改善，嗜酸性粒细胞增多，可有药物性肝病的组织学改变。

一、诊断

（一）疾病诊断

艾滋病诊断标准参考 2011 中华医学会感染病学分会艾滋病学组公布的《艾滋病诊疗指南（2011 版）》。药物性肝损伤诊断标准参考 2007 年中华医学会消化病血分会肝胆疾病协作组《急性药物性肝损伤诊治建议（草案）》

（1）问病史：既往无肝炎病史，急性起病。近期有确诊的艾滋病同时用抗病毒药物或其他药物史。

（2）主要症状：病初可有发热或无发热，随即出现乏力、纳差、恶心、厌油腻、尿黄等症状。注意有无出血倾向，有无精神改变、头晕、意识障碍等肝性脑病症状，以排除急性重型肝炎。

（3）主要体征：全身皮肤及巩膜黄染，肝脏肿大并/或有压痛、肝区叩击痛阳性。

（4）辅助检查：血清谷丙转氨酶、谷草转氨酶和/或总胆红素升高；病毒学检测：甲、乙、丙、丁、戊型肝炎病毒学指标；血常规，白细胞分类、嗜酸细胞计数如升高有利于药物性肝炎确诊。

（5）排除对象，本方案所述急性药物性肝损伤不包含急性及亚急性肝衰竭患者。

（6）如存在病毒重叠感染时，建议采用特效治疗，本方案保肝降酶治疗可作为辅助措施。

（7）药物性肝炎有较高的慢性化概率，使用本方案后既使肝功酶学指标正常了尚需巩固治疗，每月复查，直至肝功正常稳定3个月，停药观察。每次复诊根据肝功、症状做必要治疗调整。

（二）证候诊断

（1）肝郁脾虚证：胁肋隐痛，乏力，纳差，脘腹胀满，面色萎黄，大便溏泻，舌质淡，体胖，边有齿痕，苔薄白，脉沉、细、弦。

（2）肝胆湿热证：口干苦，恶心，纳呆，脘腹痞满，乏力，或身目微黄，大便不爽，小便黄赤，苔黄腻，脉细、数。

（3）气血两亏证：长期疲乏无力，食而无味，面色苍白，形体消瘦。近日纳少乏力加重。

二、治疗方案

（一）辨证治疗

1. 肝郁脾虚证

治法：疏肝健脾。

推荐方药：柴胡疏肝散加减，柴胡、川芎、党参、炒白术、茯苓、制香附、炒枳壳、郁金、陈皮、蔻仁等。

中成药：逍遥丸、丹栀逍遥丸、疏肝健脾丸。

2. 肝胆湿热证

治法：清利湿热、健脾除湿。

推荐方药：茵陈蒿汤加减，茵陈、茯苓、大黄、炒薏米、白术、苍术、车前籽等。

中成药：茵栀黄制剂、茵栀黄注射液、护肝丸等。

3. 气血两亏证

治法：气血双补

推荐方药：香砂六君子加减，党参、炒白术、当归、熟地、桑椹、枸杞子、茯苓、陈皮、木香、砂仁等。

中成药：参芪肝、八珍丸等。

（二）降酶保肝中药提取物

研究表明中药的提取物有很多有明确的降低转胺酶，保护肝脏，减少损伤的作用，临床常用的有：降酶灵胶囊、五酯片、五酯微丸、肝苏颗粒、齐墩果酸片、复方益肝灵胶囊、垂盆草冲剂。

（三）特色治疗

1. 中药保留灌肠

治法：通腑泻浊，凉血解毒。

用于黄疸明显，消退缓慢，大便秘结不通者。

推荐药物：承气类方药灌肠 1－2 次，顾护胃气不宜多用。

2. 根据中医经络学说及病情需要，辨证取穴常用足三里、肝腧、脾腧等，采用艾灸疗法、穴位贴敷、耳穴压豆等疗法，减轻临床不适。

（四）其他疗法

根据病情需要，可选用生物信息红外肝病治疗仪等理疗。

（五）护理调摄

1. 情志护理 针对患者存在的沮丧、紧张、忧虑、悲观、焦虑不安等不良情志，因势利导，改善患者情绪，解除顾虑和烦恼，增强患者战胜疾病的信心。

2. 饮食护理 忌饮酒，忌生冷、油腻、辛辣刺激性食物。饮食宜清淡、营养丰富、易消化、易吸收的食物为主，少食多餐，食勿过饱。

3. 生活护理 注意起居有时、寒温适度、劳逸得当、生活有节。急性期以卧床休息为主。待黄疸消退，肝功生化指标好转时，逐步开始轻度活动，但以不疲劳为原则。

4. 遵医嘱服用治疗艾滋病和药物性肝炎药物。

三、疗效评价

(一) 评价标准

1. 中医证候疗效

根据症状体征积分法，疗效等级分为有效、无效。

有效：临床症状体征改善明显，总积分下降≥2/3；

无效：临床症状体征无改善或加重，总积分不下降，或增加。

2. 肝功能生化指标

通过谷丙转氨酶和总胆红素的变化评价肝功能的改善情况。

治愈：路径结束时，肝功能恢复正常。

显效：路径结束时，谷丙转氨酶及总胆红素均较病程中的最高值下降70%，且谷丙转氨酶<80 IU/L 且总胆红素<51.3 μmol/L。

有效：路径结束时，谷丙转氨酶及总胆红素均较病程中的最高值下降，但不能达到显效指标者。

无效：路径结束时，谷丙转氨酶和总胆红素中有任何一项仍处于病程中最高值。

(二) 评价方法

1. 每周由医务人员对主要症状及主要体征进行动态评分，记录其变化情况，并在路径结束时参照尼莫地平法〔证候积分改善程度 =（治疗前证候积分 - 治疗后证候积分）/治疗前证候积分×100%〕进行疗效评价。

2. 每周复查肝功能，病情稳定后可每月复查，参照本方案提供的疗效评价方法对肝功能改善情况进行判断。

附表：中医证候量化评分表

症状	0分	1分	2分	3分
疲乏	无□	轻□	中□	重□
		精神不振，尚能从事体力活动	精神疲倦，四肢无力，勉强从事日常活动	精神极度疲倦，不能从事日常活动
脘腹胀满	无□	轻□	中□	重□
		腹部胀满感明显	腹部轻微胀满感，但不影响日常活动	腹部轻微胀满感，可影响日常活动
纳呆	无□	轻□	中□	重□
		食欲欠佳，每日进食常量的2/3	食欲不振，每日进食常量的1/2	无食欲，每日进食常量的1/3
大便溏泻	无□	轻□	中□	重□
		大便次数2－3次/日	大便次数4－5次/日，可伴轻微脱水	大便次数＞5次/日，伴明显脱水
口干苦	无□	轻□	中□	重□
		轻微	比较明显	明显
恶心	无□	轻□	中□	重□
		偶尔出现	频繁出现，时发时止	较长时间的持续出现
胁痛	无□	轻□	中□	重□
		微痛，偶发	疼痛明显，频发	疼痛剧烈，持续发作
脘腹痞满	无□	轻□	中□	重□
		偶尔出现，轻微胃脘痞闷感	频繁出现，时发时止	较长时间的持续出现

艾滋病合并感冒中医诊疗方案

感冒是艾滋病常见机会感染之一，其病机特点为本虚标实，常兼夹其他病邪，病程迁延，易反复发作。

一、诊断

（一）疾病诊断

1. 中医诊断标准　参照中华人民共和国中医药行业标准《中医病症诊断疗效标准》ZY/T001.1－94.

（1）鼻塞，流涕，喷嚏，咽痒或痛，咳嗽，恶寒发热，头痛，肢体酸楚。

（2）四时皆有，以冬春季节为多见，反复迁延不愈。

（3）血白细胞总数正常或偏低，中性粒细胞减少，淋巴细胞相对增多。

2. 西医诊断标准　参照人民卫生出版社《实用内科学》（陈灏珠，2009 年）急性上呼吸道感染的诊断标准

（1）主要症状：主要表现为鼻部症状，如喷嚏、鼻塞、流清水样鼻涕，也可表现为咳嗽、咽干、咽痒或烧灼感甚至鼻后滴漏感。可伴咽痛、头痛、流泪、味觉迟钝、呼吸不畅、声嘶等，有时由于咽鼓管炎致听力减退。严重者有发热、轻度畏寒和头痛等。体检可见鼻腔黏膜充血、水肿、有分泌物，咽部可为轻度充血。一般经 5～7 天痊愈，伴并发症者可致病程迁延。

（2）辅助检查：血常规、尿常规、大便常规、胸

片等。

（二）证候诊断

1. 气虚风寒证 头晕乏力、言语音低、鼻塞流清涕、喷嚏、发热、无汗、恶寒、头痛身疼、咳嗽或喘、舌苔薄白、脉浮紧或浮虚。

2. 气虚风热证 发热、乏力、气短、鼻塞流黄涕、咽痛咽红、头胀痛、咳嗽、恶风、舌边尖红、脉浮数或浮虚。

二、治疗方案

（一）辩证选择口服中药汤剂或中成药

1. 气虚风寒束表证

治法：益气固卫、祛风解表

方药：人参败毒散加减：柴胡、川芎、前胡、甘草、太子参、桔梗、羌活、独活、茯苓、枳壳、藁本。

加减：项背疼痛者，加葛根；纳呆者，加焦三仙；夹湿者，证见胸闷泛恶、热势不扬、纳差、舌苔腻、脉濡数，加滑石、茵陈、藿香；兼血虚者，证见面色苍白、头晕、目眩、形体消瘦、舌质淡、脉虚弱或细弱，加当归、熟地黄、大枣。

中成药：玉屏风颗粒；中成药注射剂：黄芪注射液、参麦注射液。

2. 气虚风热犯表证

治法：益气扶正、辛凉解表

方药：银翘散加减：连翘、金银花、太子参、柴胡、川芎、白术、薄荷、淡竹叶、荆芥、淡豆豉、牛蒡子、生甘草。

加减：咳吐黄痰者，加浙贝母、鲜竹沥；咽痛者，加射干，马勃；夹湿者，证见胸闷泛恶、热势不扬、纳差、舌苔腻、脉濡数，加滑石、茵陈、藿香；兼阴虚者，证见午后潮热、手足心热、舌红少苔，脉细数，加用沙参、麦冬、生地；兼血虚者，证见头晕、目眩、形体消瘦、舌质淡、脉细，加当归、熟地黄、白芍。

中成药：疏风解毒胶囊、连花清瘟胶囊；中成药注射剂：柴胡注射液、双黄连粉针。

（二）非药物中医治疗方法

1. 拔罐疗法

患者取俯卧位，充分暴露背部皮肤，在背部沿脊柱两侧均匀涂抹凡士林，用闪火法拔火罐，沿膀胱经络走行自上而下、再自下而上反复推拉火罐5-6次，使两侧皮肤呈紫红色或潮红色为止，然后将火罐停留于大椎穴上，留罐15 min起罐。

2. 推拿治疗

治则：疏通经络，解表宣肺，风寒者疏风散寒；风热者疏风清热。以手太阴、手少阳、手阳明经穴及足太阳膀胱经穴位为主。

取穴：肺俞、风门、大杼、大椎、合谷、曲池、鱼际、外关、肩井。

手法：按揉法、一指禅推法、滚法、擦法。

操作：用指按揉法印堂、太阳、攒竹、迎香等穴操作，分推前额及目眶上下，拿风池，拿五经，酸胀为度；患者俯卧，用滚法滚膀胱经侧线，重点施按揉法在肺俞、风门、大杼上操作，以能忍受为度。最后在膀胱经两侧线及腰骶部施擦法，局部透热为度。一指禅推合谷、外关等穴，拿肩井。风热感冒者，延长按揉合谷、曲池、鱼际等穴；风寒感冒者，延长按揉风池、风府等穴。

（三）预防调护

1. 预防

1.1 宣传教育 戒烟酒，作息规律，多到户外呼吸新鲜空气，适当参加体育锻炼。

1.2 坚持艾滋病中药治疗 严格按照中医辩证论治，服用中医药防治艾滋病试点项目中药辩证方。

1.3 艾滋病合并感冒患者多以气虚为共同点，平素可服用玉屏风颗粒等具有益气固表作用的中成药，以提高免疫力。

2. 调护

2.1 适当休息：感冒轻者，一般不需要卧床休息，但应尽量避免过度劳累。

2.2 环境适宜：室内环境要保持空气清新，阳光充足，经常开窗通风换气，室内要保持一定的温度和湿度，应定时开窗通气。

2.3 通畅二便：感冒病人，二便调畅，可使邪不内闭，不致入里传变。风寒感冒者，宜多喝温开水或热稀粥；风热感冒或素蕴内热者，宜喝凉开水，频饮之，或饮蜜糖水，使二便通调。

2.4　调节饮食：感冒病人饮食宜清淡，多饮水，多食蔬菜瓜果，日常主食应以蒸、煮为主，质地应稀软，食勿过饱。切忌肥甘厚味及荤腥油腻煎炸之品，更忌食生冷不洁之物。

（四）疗程

艾滋病感冒以七天为一个疗程，并做疗效评定；以治疗结束后3个月、6个月、1年为随访期，分次记录统计患者前3个月、6个月、1年感冒发病次数，设1年为一个观察周期，1年后首次感冒做为下一个观察周期伊始，以此类推，每个周期感冒次数比较亦做为评定指标。

三、临床疗效评定标准

采用尼莫地平症状积分法，根据治疗前后的主要症状积分计算疗效指数。

公式：疗效指数 =（治疗前症状总分数 − 治疗后总分数）／治疗前症状总分数 × 100%

证候分级积分、分级标准

	0分	2分	4分	6分
发热	无	体温在37.1℃ – 37.5℃	体温在37.6℃ – 38℃	体温在38℃以上
恶寒	无	微恶风	恶寒，加衣被不减	寒战
肢体酸痛	无	轻微肢体酸痛	肢体酸痛	肢体酸痛，屈伸不利
鼻塞	无	轻微鼻塞，不影响呼吸	鼻塞，呼吸欠畅	鼻塞明显，时用口呼吸
流涕	无	偶有流涕	流涕	流涕量多
咽痛	无	咽干、微痛	咽痛	咽喉痛甚
咳嗽	无	偶有短暂咳嗽	咳嗽频繁，轻度影响日常生活或夜间睡眠	咳嗽频繁，严重影响日常生活或夜间睡眠

疗效评定标准

①痊愈：治疗 7 天以内，体温恢复正常，上呼吸道感染症状体征消失，症状积分减少≥95%；

②显效：治疗 7 天以内体温正常，上呼吸道感染症状体征大部分消失，症状积分减少≥70%（<95%）；

③有效：治疗 7 天以内，体温较以前降低，主要上呼吸道感染症状体征部分消失，症状积分减少≥30%（<70%）；

④无效：治疗 7 天以内，体温未降低或反而升高，主要上呼吸道感染症状体征无改善甚或加重，症状积分减少<30%。

艾滋病合并蛇串疮（带状疱疹）中医诊疗方案

蛇串疮（带状疱疹）是艾滋病病毒感染者常见的合并疾病，可见于感染者各个临床期，多在气虚或气阴两虚的基础上发生。其临床特点是：皮损发生范围广、损害层次深、并发细菌感染多、出现血疱多，疼痛、灼热等自觉症重，后遗神经痛多，可反复发作。疾病多见于年轻人，但年龄越高、CD4$^+$T 淋巴细胞越低，临床表现越重。

一、诊断

在确证 HIV 感染的前提下，需符合以下标准。

（一）疾病诊断

1. 蛇串疮诊断标准（1994 年 7 月国家中医药管理局《中医病证诊断疗效标准》P144；国家技术监督局 GB/T16751 – 1997《中医临床诊疗术语》疾病部分）

蛇串疮是以成簇水泡沿身体单侧呈带状分布，排列宛如蛇形，疼痛剧烈为主要表现的疱疹类皮肤病。皮损多为绿豆大小的水疱，簇集成群，疱壁较紧张，基底色红，常单侧分布，排列呈带状。严重者，皮损可表现为出血性，或可见坏疽性损害。皮损发于头面者病情较重。

2. 带状疱疹诊断标准（参 2006 版《临床诊疗指南 – 皮肤病与性病分册》带状疱疹；邵一鸣等译.《艾滋病病毒感染的诊断与治疗》，科学出版社，2002，P23 修改）

HIV 感染的各期均可见。皮疹多沿单侧皮肤区域分布；沿周围神经分布而排列成带状，开始红斑，继则红斑基础上出现簇集成群的水疱。伴见神经痛，甚至为持续性、严重的疼痛最多。其他并发症包括三叉神经累及导致失明、搏散性疾病、水痘 – 带状疱疹病毒性肺炎。

Tzanck 检测显示为多核巨细胞和核内包涵体，但不敏感，不能与单纯疱疹病毒区别，除非行病毒分离（3 ~ 5 天）、病毒培养或 FA 染色（1 ~ 2 小时）。

（二）证候诊断

1. 皮肤损害期

（1）气虚热毒证：有明显的疲劳、外感、药物或酒精使用等诱因；或女性月经前后发病。皮损可见红色丘疹，粟粒样大小，簇集成群，基底色红、灼热疼痛，部分形成水疱，恶心干呕，口干，大便硬结，舌红，苔薄白或薄黄，脉弦滑。

（2）湿热俱盛证：皮损红斑色红，水疱多而胀大，疱壁紧张，痛如火燎，烦燥易怒，夜寐不安，舌红苔薄黄或黄厚，脉弦、滑数。热重者口干、口苦，小便色黄，大便干结。湿重者或见水疱浑浊破溃，口干不欲饮，身体困重，大便粘滞。

（3）脾虚湿蕴证：皮损红斑色淡红，疱壁松弛，疱液清亮，或破溃糜烂，隐痛或不明显，口干不欲饮，食少腹胀，大便时溏，舌质淡苔白或白腻，脉沉缓或滑。

2. 皮损消退后期

（1）气滞血瘀证：水疱干涸结痂脱落后，局部刺痛为主，疼痛部位固定不移、拒触之。伴咽干口苦，舌质暗红或有瘀点，苔薄白，脉弦。兼肝郁者，皮疹消退后，胁肋部胀痛，可向局部放射，或伴头昏目眩、烦躁易怒，脉弦。

（2）阴虚血瘀证：水疱干涸结痂脱落后，皮损处疼痛隐约发生，夜间尤甚，伴失眠烦躁，咽干口燥、口渴欲饮，大便干，舌红少苔，舌边瘀点，脉细。

（3）气虚血瘀证：水疱干涸结痂后，疼痛伴局部麻木感，按压疼痛缓解；伴气短懒言，或大便溏，舌暗苔白，脉涩无力。

二、治疗方法

（一）内治

1. 皮肤损害期

（1）气虚热毒证

治法：扶正祛邪，清热解毒。

推荐方药：小柴胡汤合五味消毒饮：柴胡，黄芩，生姜，人参或黄芪，甘草，野菊花，金银花，蒲公英，紫花地丁，紫背天葵。热毒重者加连翘、板兰根。

（2）湿热俱盛证

治法：清热解毒，利湿止痛

推荐方药：龙胆泻肝汤加减：龙胆草，黄芩，栀子，川木通，车前子，当归，生地，柴胡，生大黄，甘草，猪苓。湿重热轻者，去黄芩、生地，加土茯苓，薏苡仁，茵陈蒿增强利湿；热重湿轻者加紫草，金银花，紫花地丁，大青叶加强清热解毒；血疱者加赤芍，牡丹皮，白茅根凉血。

中成药：龙胆泻肝丸。

（3）脾虚湿蕴证

治法：健脾除湿，解毒止痛。

推荐方药：除湿胃苓汤加减：苍术，白术，厚朴，陈皮，茯苓，猪苓，泽泻，滑石，川木通，栀子，桂枝，甘草。水疱大而多者加薏苡仁，萆薢，车前子等。

2. 皮损消退后（神经疼痛）

（1）气滞血瘀证

治法：疏肝化瘀，通络止痛。

病在胸部：柴胡疏肝散合金铃子散加减：香附，川芎，柴胡，土茯苓，白术，白芍，当归，甘草，炒川楝子，延胡。

病在小腹：血府逐瘀汤加减：当归，生地，桃仁，红花，赤芍，枳壳，甘草，柴胡，川芎，川牛膝。

病在额、头部：桃红四物汤合川芎茶调散加减：桃仁，红花，熟地，川芎，白芍，当归，桔梗，细辛，白芷，薄荷，荆芥，防风，甘草。

中成药：延胡止疼片合小金丸（胶囊）。

（2）阴虚血瘀证

治法：益阴托里，通络止痛。

推荐方药：滋水清肝饮、一贯煎、芍药甘草汤加减：生地，当归，枸杞，沙参，麦冬，柴胡，白芍，甘草，丹参，川楝子，桃仁，红花。解毒化瘀散结加半枝莲，浙贝母，夏枯草，牡蛎，龙葵等。

中成药：六味地黄丸、归脾丸合延胡止痛片。

（3）气虚血瘀证

治法：益气托毒化瘀止痛。

推荐方药：补阳还五汤加味：黄芪，党参，白术，茯神，川芎，当归，地龙，赤芍。

3. 内治要点

艾滋病合并带状疱疹，治疗的难点是预防后遗神经痛发生。治疗的关键是：急性期尽快控制神经炎症。临床证明，尽早、足量的解毒和佐以活血，神经痛是可以预防或减轻的。

由于艾滋病的特殊性，在蛇串疮的急性期予以扶正、理气、活血，能防止或减轻病毒侵犯神经引起神经周围炎和粘连，减轻纤维包裹，防止后遗神经痛。在不影响辨证的情况下，急性期即可选加：赤芍、丹皮、桃仁、丹参、郁金、川芎等药物。

便秘选加生大黄或熟大黄，虎杖；疱疹发于腹部及下肢加炒黄柏、川牛膝；发于颞、额部加细辛、白芷、川芎，或直接加用"川芎茶调散"；发于颜面加野菊花。

在辨证治疗的基础上，中药液冲服全蝎粉 3～4 克/次，具有明显止痛效果。宁心安神的炒酸枣仁、合欢皮、首乌藤有助于缓解疼痛。常规止痛药物如炒川楝子、延胡、乳香、没药；搜剔通络止痛药物如全蝎、地龙、蜈蚣（冲服）；重镇安神的珍珠母、龙骨、牡蛎、磁石、代赭石，对改善症状很重要，可选择使用。

由于艾滋病的特殊性，不提倡使用毒性止痛药物如川乌、草乌、青木香。

老年病人在皮肤损害期，应该十分注意使用"托解法"，注意在益气、滋阴、养血等托（扶正）的基础上，使用解毒药物。

（二）外治法

乌梢蛇或蟾蜍皮适量烘干，用芝麻油调匀成稠状局部使用，能促进疱疹消退。

雄黄、冰片、枯矾等份，共研细末（简便适用、操作性强的方法是将 3 药混合均匀，用擀面杖或圆形光滑物轻轻滚压成细粉；如果药房提供的雄黄、枯矾已是细粉，则将冰片用酒精融化，直接加入雄黄、枯矾细粉），凉绿茶水调和如粥状，棉签蘸涂患处，每日 2～3 次。脱痂后停止外用药物。

药物洗浴（马齿苋，重楼，大青叶，黄柏，木蝴蝶，土茯苓，千里光，银花藤等份，和水煎成 10% 浓度药液）或湿敷方法可促进炎症消退，但要注意病人接受和浴具的污染。如果浸泡，时间不能太长。

（三）针灸治疗

根据病情及临床实际可选择应用体针、头针、电针、耳针、腕踝针、眼针、灸法、穴位埋线和拔罐等方法。每天一次，7 天为一疗程，必须使用一次性针灸针。主要穴位见表 1。

火针治疗对促进水疱吸收、减轻疼痛是有效的，但是火针针具是反复使用的，需要注意针具的消毒和下一个病人的接受程度。

薄棉灸简便经济，对促进水疱吸收、减轻疼痛有效，但需注意选择合适部位。

（四）其他疗法

皮损局限，首先推荐局部拔罐方法。可以局限皮损面积，帮助毒邪外泄，止痛。但留罐的时间不能超过 5 分钟，避免疱壁融合，形成大面积脱落，增加痛疼。

二氧化碳激光扩束照射、YAG 激光、冷激光均可以选用局部照射。

（五）护理

饮食：发病期间不能食用辛辣食物、高脂肪食物、不能饮酒。

皮肤护理：保持局部皮肤清洁，可用淋浴洗澡，但是局部不能搓揉。

冬天注意保温，避免上呼吸道感染。

精神状态对痛疼有影响。心态平和或转移注意力可使痛感减轻；失眠、七情不和既影响人体机能，又可加重痛疼，要注意多做病人的情志疏导。

表1：艾滋病合并蛇串疮针灸治疗常用穴位

主穴	辨证取穴	部位取穴	方法	留针时间
夹脊穴	气滞血瘀：支沟、阳陵泉、合谷、三阴交	头：合谷、太冲 颈：风池、天柱	毫针	三十分钟以上
内关 外关 血海 阿是穴	阴虚不足：劳宫、太溪、复溜 湿热郁滞：曲池、阴陵泉、三阴交	胸背：膈俞、肝俞 腰：肾俞、夹脊 上肢：曲池 下肢：足三里	刺用泻法	

（六）疗程

参照《中药新药临床研究指导原则》相关病种或证候，治疗7天为一疗程，可治疗两个疗程后判断疗效。

三、疗效评价

（一）疗效评价标准

1. 疾病疗效

临床痊愈：皮损全部消退，临床症状消失，无后遗神经痛，证候积分减少≥95%。

显效：皮损大部分消退，临床症状明显减轻，后遗神经痛可以忍受，95%＞证候积分减少≥70%。

有效：皮损部分消退，临床症状有所改善，但神经痛比较严重，需服用药物，70%＞证候积分减少≥30%。

无效：皮损消退不明显，临床症状未减轻或反见恶化，证候积分减少不足30%。

2. 皮损疗效

痊愈：完全消失。

显效：评分等级降低2级。

有效：评分等级降低1级。

无效：评分等级未下降或加重。

3. 皮损面积疗效

痊愈：皮损完全消退，或仅有色素沉着。

显效：100%＞面积缩小≥70%。

有效：70%＞面积缩小≥30%。

无效：治疗一周以上，皮疹面积减少小于30%。

4. 疼痛疗效（采用视觉模拟评分法 visual analogue scale，VAS 记录）

痊愈：疼痛完全消失。

显效：100%＞疼痛积分≥70%。

有效：70%＞疼痛积分≥30%。

无效：治疗一周以上，疼痛积分减少小于30%。

（二）计分标准

1. 皮疹面积分

使用手掌面积测量法，即患者每个手掌面积为1个记分单位，不足一个手掌面积按照半个记分单位计算。

2. 病期加权分

HIV 急性期（2 分）；

无症状期（1 分）；

AIDS 期（4 分）。

3. 皮损程度分

项目	症状体征	轻度（1 分）	中度（2 分）	重度（3 分）
皮肤损害	疼痛（灼胀刺牵掣）	轻度疼痛，不影响日常活动、睡眠	疼痛较明显，影响部分日常活动，不影响睡眠	疼痛明显，影响睡眠
	灼热感	自感轻微灼热	灼热明显，但可耐受	灼热明显，不能耐受
	红斑、肿胀	只有淡红斑，没有肿胀	轻度红斑肿胀	鲜红斑并明显肿胀
	疱（水/脓/血）	散在水疱，不及红斑面积 1/3	1/3≤水疱面积≤2/3 红斑面积	水疱面积＞2/3 红斑面积
	糜烂	散在点壮	散在，片壮	成片
	疱液	可见	明显	渗出并沿皮肤流动

艾滋病免疫功能重建不全中西医诊疗方案

一、概述

高效抗反转录病毒治疗（highly active antiretroviral therapy，HAART）是治疗艾滋病的主要方法，多数患者可以获得免疫重建（HIV 抑制，CD4$^+$T 淋巴细胞升高，体质改善），但有 15% ~ 30% 的患者使用 HAART 药物后，HIV 得到抑制，但 CD4$^+$T 淋巴细胞不能升高，称之为免疫重建不良（poor immune reconstitution），是艾滋病治疗领域的难点问题。

二、诊断标准

（一）疾病诊断

参照《艾滋病和艾滋病病毒感染诊断标准》（WS293 - 2008）、《艾滋病诊疗指南（2011 版）》。有流行病学史，结合抗 HIV 阳性，经 Western Blot 确证试验证实；或仅实验室检查抗 HIV 阳性即可诊断。

免疫重建不良标准：接受 HAART 治疗 1 年以上 2 年以内的患者 CD4$^+$ 绝对计数 < 200 cells/ul，或接受 HAART 治疗 2 年以上的患者 CD4$^+$ 绝对计数 < 350 cells/ul，且 HIV RNA 低于检测值，未出现严重机会性感染。

（二）中医证候诊断

1. 痰瘀互结证　瘰疬，肢体麻木，皮肤瘙痒，胸闷，咳嗽，恶心，舌质暗，有瘀斑，苔腻，脉弦滑。

2. 气虚血瘀证　面色淡白或晦滞，身倦乏力，气少懒言，肌肉关节痛、疼痛如刺，痛处不移，拒按，舌淡暗或有紫斑，脉沉涩。

3. 湿热内蕴证　身重疲乏，头重如裹，纳呆，胸脘痞满、不思饮食、大便粘腻不爽、小便不利或黄赤，口干口苦，舌苔垢腻，脉濡数或细数。

4. 脾肾亏虚证　面色苍白，乏力，下利清谷或久泻滑脱或五更泄泻，腰膝酸软，形寒肢冷，舌淡胖，苔白滑，脉沉细。

三、治疗方法

（一）西医治疗

继续当前HAART方案。在条件允许的情况下，可以考虑更换HAART药物，如使用蛋白酶抑制剂克力芝等，但要开展依从性评估，并与抗病毒治疗失败进行区分（进行HIV载量检测、临床症状评估，必要时进行HIV耐药检测）。

如为中西医结合的临床研究，并须保证组间基础HAART药物均衡。

（二）辨证选择中药汤剂、中成药

1. 痰瘀互结证

治法：健脾化痰，活血化瘀。

推荐方药：涤痰汤合失笑散等。陈皮、茯苓、白术、半夏、蒲黄、五灵脂、当归、红花、白芥子、昆布、海藻等。

中成药：二陈丸、内消瘰疬丸、血府逐瘀丸（胶囊）等。

2. 气虚血瘀证

治法：健脾益气，活血化瘀。

推荐方药：补中益气汤合血府逐瘀汤加减。药用黄芪、人参、升麻、柴胡、白术、当归、桃仁、红花、生地黄、川芎、赤芍、牛膝、桔梗、枳壳、甘草、橘皮等。

中成药：补中益气丸，血府逐瘀口服液或胶囊等。

3. 湿热内蕴证

治法：健脾化湿，清热解毒。

推荐方药：三仁汤、藿朴夏苓汤化裁。藿香、白蔻仁、杏仁、薏苡仁、厚朴、滑石、半夏、茯苓、泽泻等。

中成药：甘露消毒丹、藿香正气丸。

4. 脾肾亏虚证

治法：健脾益气，温阳补肾。

推荐方药：金匮肾气丸加减。药用熟地黄、山茱萸、泽泻、肉桂、丹皮、山药、茯苓、白术、党参、桔梗、薏苡仁、淫羊藿、巴戟天等。并可酌加鹿角霜、阿胶、紫河车等血肉有情之品以培补元气。

中成药：金匮肾气丸等。

（三）特色疗法

1. 耳针

取穴：交感、神门、肺、肝、肾穴，用补法。

方法：用耳贴王不留行籽压穴。每次取 4～5 穴，两耳交替，3 天换药 1 次，5 次为 1 个疗程，共 1～4 个疗程。适合脾虚、肾虚等的辅助治疗。

2. 艾灸

取穴：

（1）足三里、肺俞、膏肓、膈俞穴。

（2）神阙、关元、气海、命门、肾俞穴、三阴交。

方法：将点燃的艾条悬于所需施灸的穴位上，距离皮肤约 3 厘米，灸至皮肤温热发红，有温热感为宜。一般每穴灸 10 分钟左右即可。适合脾肾阳虚证的辅助治疗。

（四）护理调摄

1. 心理疏导　对患者进行艾滋病相关治疗知识宣教，使其认识到艾滋病是可以治疗的慢性疾病，只要认真服药、保证依从性，可以达到控制疾病、延长生命的效果。同时开展常见的心理问题的自我认知、自我调适的宣教，提高其对长期治疗的依从性。

2. 避风寒，宜保暖　教育患者据自己身体状况、季节特点等，做好养生、防病，及时增减衣物，预防感冒等。

（五）疗程

3 个月为 1 疗程，连续观察不少于 2 个疗程。

四、疗效评价

（1）免疫学指标

有效：治疗前后 $CD4^+T$ 淋巴细胞计数上升 50 个/mm^3 或 30% 以上；

无效：下降 50 个/mm^3 或 30% 以上；

稳定：上升或下降达不到 50 个/mm^3 或 30%。

（2）证候疗效判定标准

临床痊愈：症状、体征消失或基本消失证候积分减少≥95%；

显效：症状、体征明显改善，证候积分减少≥70%；

有效：症状、体征均有好转，证候积分减少≥30%；

无效：症状、体征均无明显改善，甚或加重，证候积分减少不足 30%。

计算公式（尼莫地平法）为：〔治疗前积分 – 治疗后积分）÷治疗前积分〕×100%。

（3）主要症状的疗效评价

临床控制：疗程结束时、症状消失；

显效：疗程结束时，症状分级减少 2 级；

有效：疗程结束时，症状分级减少 1 级；

无效：达不到上述标准者。

附：

艾滋病免疫重建不良主要症状体征疗效评价表

症状体征	分级		
	轻	中	重
乏力	劳则即乏	动则即乏	不动亦乏
气短	活动后气短	稍动即气短	不动即气喘
咳嗽	偶尔	经常	持续
神疲	精神不振	精神疲倦，勉强坚持日常生活	精神萎靡不振，不能坚持日常活动
面色少华	淡白	淡白无华	苍白或萎黄
身体困重	稍觉困重，不影响活动	困重较明显，活动减少	困重明显，不欲活动
纳呆	没有食欲，但保持原饭量	无食欲，饭量比病前减少1/3	饭量减少2/3 以上
腰膝酸软	腰膝酸软较轻	腰膝酸软时而作痛	腰膝酸软经常作痛
皮肤瘙痒	偶尔瘙痒，不用药，不影响工作学习生活	阵发性瘙痒，时轻时重，影响睡眠工作学习生活，需用药	剧烈瘙痒，严重影响睡眠工作学习生活
肢体麻木	偶有麻木，程度轻微	持续麻木，尚可忍受	持续麻木，难以忍受
泄泻	轻度，每日 3－4 次	中度，每日 5－10 次	重度，每日 10 次以上

艾滋病合并咳嗽中医诊疗方案

一、概述

咳嗽是艾滋病患者常见的并发症。研究表明，37％的艾滋病患者会经常出现咳嗽，或干咳，或有痰难咯出，重者呼吸困难、口唇青紫。中医药治疗艾滋病合并咳嗽疗效显著。国家重点基础研究发展计划（973 计划）项目"中医病因病机的理论继承与创新研究"（2006CB504800）对艾滋病咳嗽进行了研究，结果表明，艾滋病咳嗽以气阴两虚、气血亏虚、脾肾亏虚、气虚外感等为多见。

二、诊断

（一）疾病诊断

诊断标准

参照《艾滋病诊疗指南》（中华医学会感染学分会艾滋病学组，2011 年），《中医内科学》（第 2 版，张伯礼主编）

（1）有流行病学史，结合 HIV 抗体阳性即可诊断，或国家指定实验室检查 HIV 抗体阳性即可诊断。

（2）咳逆有声，咯痰，或伴喉痒。外感咳嗽多起病急、病程短，常伴恶寒发热等表证；内伤咳嗽多为久病，常反复发作，病程较长，常伴其他脏腑失调的症状。

（二）证候诊断

1. 气阴两虚　干咳无痰，或痰少而黏、不易咯出，或痰中带血，声音嘶哑，口干咽燥，乏力，形体消瘦，五心烦热，颧红；或面色白，气短心悸，头晕，咳嗽无力，咳痰困难或挟血丝。舌质干红，少苔，脉细数。

2. 气血亏虚　咳嗽无力，气短而喘，动则尤甚，咯痰清稀，声低懒言，神疲乏力，易感冒，自汗畏风，心悸怔忡，头晕多梦，面色萎黄或淡白，舌淡，苔薄白，脉细弱。

3. 脾肾亏虚　咳嗽，咳痰粘稠，腰膝冷痛，畏寒肢冷，久泻久痢，或五更泄泻，完谷不化，便质清冷，或全身水肿，小便不利，面色㿠白，舌淡胖，苔白滑，脉沉迟无力。

4. 气虚外感　咳嗽，咳痰，恶寒发热，自汗，头痛鼻塞，语声低怯，气短倦怠，脉浮无力。感寒者痰白清稀，舌苔薄白；感热者痰黄粘稠，舌苔薄黄。

三、治疗方法

（一）辨证选择口服中药汤剂

1. 气阴两虚

治法：补肺益气，滋阴润肺

推荐方药：百合固金汤

百合　熟地　生地　麦冬　白芍　当归　贝母　玄参　桔梗　甘草

推荐中成药：养阴清肺糖浆，清金止嗽化痰丸。

2. 气血亏虚

治法：益气养血，宣肺止咳

推荐方药：八珍汤合止嗽散

熟地　当归　川芎　白芍　人参　炒白术　茯苓　桔梗　荆芥　紫菀　百部　白前　陈皮　甘草

推荐中成药：八珍丸合宣肺止嗽合剂。

3. 脾肾亏虚

治法：健脾化痰，降逆止咳。

推荐方药：二陈汤合苏子降气汤。

半夏　橘红　茯苓　甘草　紫苏子　半夏　前胡　厚朴　陈皮　当归　生姜　大枣　桂枝。

推荐中成药：二陈丸合蛤蚧定喘丸，苏子降气丸。

4. 气虚外感

治法：益气解表，化痰止咳。

推荐方药：玉屏风散合紫苏散（热）或麻杏石甘汤（寒）。

推荐中成药：参苏丸。感寒者予清宣理肺丸合玉屏风颗粒；感热者予鱼苓解毒丸合玉屏风颗粒。

（二）其他治疗

1. 艾灸治疗　辨证属风寒者，可艾灸治疗。

取穴：大椎，肩井，天宗及膀胱经第一侧线风门穴至肝俞穴处。

方法：将艾炷放置于皮肤上后，从上端点燃，当燃剩 2/5 左右，患者感到烫时，用镊子将艾炷挟去，换炷再灸，灸 3~5 壮，以局部皮肤充血、红晕为度。

2. 拔罐治疗 辨证属风寒者，可拔火罐治疗。

取穴：大椎，肩井，天宗及膀胱经第一侧线风门穴至肝俞穴处。

方法：每次留罐 10 分钟，观察避免起水泡。

3. 可予穴位贴敷

选穴：肺俞　定喘　风门　膻中

用药：白芥子　甘遂　细辛　丁香　苍术　川芎

等量研为细末，调成糊状，贴在穴位上，胶布固定，每 3 日更换 1 次，5 次为 1 疗程。

（三）健康指导

1. 生活起居 注意保暖，避免感受外邪，积极预防感冒，尤其在秋冬季节。

2. 饮食调理 均衡饮食。忌食肥甘厚味及辛辣之品，禁烟酒

3. 情志调摄 指导患者及家属建立战胜疾病的信心，配合治疗。

四、疗效评价

参照《11 省中医药治疗艾滋病项目临床技术方案（试行）》拟定。

（一）评价标准

中医证候疗效评价标准：根据症状体征积分法，疗效等级分为有效、无效。

有效：临床症状体征改善明显，总积分下降≥2/3；

无效：临床症状体征无改善或加重，总积分不下降，

或增加。

计算公式（尼莫地平法）为：［（治疗前积分 - 治疗后积分）÷治疗前积分］×100%。

（二）评价方法

按照中医证候积分量表进行积分评价。采用视觉模拟评分法（Visual analogue scale，VAS）对患者中医证候积分进行评价。（附表1）

附表：

中医证候积分量表

症状	0分	1分	2分	3分	4分	5分	6分	7分	8分	9分	10分
咳嗽											
咯痰											
气喘											
胸闷											
胸痛											
发热											
恶寒											
口干											
口苦											
烦躁											
合计											

艾滋病并发皮肤瘙痒中医诊疗方案

一、概述

艾滋病或艾滋病相关综合征患者的皮肤损害常见瘙痒和皮疹，大多数的感染者都出现瘙痒，皮肤瘙痒是HIV感染的标志之一。瘙痒不是HIV本身所引起，而是与该病相关的炎症性皮肤病有关，具有严重、不典型、难治的特点。对于HIV感染者和AIDS患者相关性皮肤病的中医辨证治疗，除了要考虑皮肤病的常规辨证外，我们应该谨记艾滋病这个大前提，谨记"本虚"是其相关性皮肤病的一大病理基础。

二、诊断

（一）疾病诊断

参照中国中医药出版社2007年7月第2版《中医外科学》；中华人民共和国卫生部颁布的《艾滋病诊疗指南（2013版）》。

1. 发于被诊断为HIV感染者及AIDS患者（前后说法一致）。

2. 表现为皮肤阵发性瘙痒，可因剧烈搔抓而引起的抓痕和血痂，亦可有湿疹样变、苔藓样变及色素沉着等继发性皮损。

3. 患者常因瘙痒剧烈而影响睡眠，伴有头晕、精神不振等症状。

（二）证候诊断

参照《中医药治疗艾滋病项目临床技术方案（2012版)》。

1. 血虚风燥证　全身皮肤粗糙，散在抓痕、鳞屑、血痂，剧烈瘙痒，舌质淡，苔薄白或白腻，脉沉细。

2. 风热袭表证　皮肤见丘疹、风团、自觉瘙痒，搔抓后皮疹增多，遇热加重，伴心烦口渴，舌质红，苔薄白或薄黄，脉浮数。

3. 气虚卫外不固证　皮疹瘙痒反复发作，迁延不愈，劳累后痒甚，或伴神疲乏力，舌质淡，苔薄白，脉浮虚。

4. 湿热内蕴证　全身散在红色丘疹、水疱，渗液，可糜烂成片，剧烈瘙痒，夜间痒甚，伴口干苦，小便黄，舌质红，苔黄腻，脉弦滑。

三、治疗方案

（一）辨证选择口服中药汤剂、中成药

1. 血虚风燥证

治法：养血润燥，祛风止痒。

推荐方药：当归饮子加减。

组成：制首乌、生地黄、黄芪、当归、鸡血藤、防风、荆芥、白芍、白蒺藜、甘草。

中成药：润燥止痒胶囊、润肤丸、当归饮子丸、复方当归注射液、丹参注射液等。

2. 风热袭表证

治法：疏风解表，清热止痒。

推荐方药：消风散合桂枝汤加减。

组成：石膏、知母、生地黄、牡丹皮、荆芥、防风、牛蒡子、金银花、苦参、徐长卿、桂枝、白芍、蝉蜕、浮萍、白鲜皮、甘草。

中成药：银黄解毒颗粒、疏风清热胶囊、柴胡注射液等。

3. 气虚卫外不固证

治法：益气固表，调和营卫。

推荐方药：玉屏风散加减。

组成：黄芪、白术、防风、当归、制首乌、苦参、地龙、桂枝、赤芍、白芍、白蒺藜、白鲜皮、生龙骨、生牡蛎。

中成药：玉屏风颗粒、芪黄颗粒、贞芪颗粒剂、补中益气丸、艾可扶正片、参芪注射液、参麦注射液等。

4. 湿热内蕴证

治法：清热解毒，除湿止痒。

推荐方药：热重于湿者，龙胆泻肝汤加减。

组成：龙胆草、黄芩、大青叶、板蓝根、薏苡仁、苦参、车前草、泽泻、白鲜皮、防风、滑石、甘草。

湿重于热者，萆薢渗湿汤加减。

组成：薏苡仁、萆薢、白术、苍术、黄柏、茯苓、苦参、山药、桑枝、车前草、滑石、泽泻。

中成药：龙胆泻肝胶囊、金银花软胶囊、苦参胶囊、复方三黄散颗粒苦参注射液等。

（二）药物外治法

1. 根据病情选择药物洗浴、药物湿敷、膏剂外涂等方法，用于缓解皮肤瘙痒症状。

方法	推荐方药	适应症及注意事项
中药洗浴法	苦参、蛇床子、地肤子、白鲜皮、百部、川椒、艾叶等一味至数味煎水做全身薰洗，每日一剂。也可选用成品药剂如三味清热止痒洗剂、清热止痒洗剂等。	适用于瘙痒剧烈，难以忍受，但正气尚足者。洗浴完毕应注意保湿，及时涂抹安抚保护剂。
药物湿敷法	可选用三黄洗剂、炉甘石洗剂等进行药物湿敷。	可用于急性、亚急性皮损
洗剂外擦	三黄洗剂、炉甘石洗剂、参柏洗液、矾冰液等，或含有樟脑、冰片等止痒类药物的水剂。	可用于急性、亚急性皮损
膏剂外擦	青鹏软膏、肤舒止痒膏、樟脑乳膏、除湿止痒软膏、蜈黛软膏等含有杀虫止痒类药物成分的膏剂。若皮损严重者可使用羌月乳膏、丹皮酚软膏等中药膏剂。	严禁用于皮损有糜烂渗出者。应根据不同皮损选用膏剂，在专科医生的指导下应用。

2. 药物敷脐法

证型	常用药物	方法
血虚风燥证	菟丝子、当归、知母、胡麻仁、茯苓、生地黄、玄参、何首乌、川芎、甘草、麦冬、玉竹、蝉蜕、桃仁。	将药物混匀碾碎呈粉末状，加凡士林或者羊毛脂调成糊状，附着在棉垫上，然后用敷料敷贴于肚脐神阙穴处，时间持续到第2日清晨。每晚睡前敷，5天为1个疗程
风热袭表证	乌梢蛇、羌活、防风、白芷、黄芩、连翘、黄连、赤芍、蝉蜕、蜈蚣、地榆。	
气虚卫外不固证	黄芪、芍药、桂枝、生姜、大枣。	
湿热内蕴证	金银花、牡丹皮、生地黄、车前草、滑石、黄芩、知母、苦参、蝉蜕。	

不同证型的艾滋病皮肤瘙痒选择不同的药物敷脐。具体参考方法：

（三）针灸疗法

根据病情及临床实际情况可选择应用毫针针刺、火针疗法、耳穴、灸法、拔罐、刮痧等方法。

1. 毫针针刺

艾滋病合并蛇串疮针灸治疗常用穴位

证型	辨证取穴		方法	方法
	补法	泻法	平补平泻	
血虚风燥证	足三里、三阴交、血海	内关	风池、曲池、四神聪、神门、膈俞、太溪、脾俞	风池穴向鼻尖方向斜刺0.8-1.2寸；四神聪穴平刺0.5-0.8寸；膈俞、脾俞向脊柱方向45°斜刺0.5-1.0寸；其余穴位直刺0.5-1.5寸。留针30min，每隔10min行针一次。
风热袭表证	足三里、三阴交、	曲池、大椎、风池、合谷、风市、内关、列缺、承山、天枢、上巨虚、心俞		曲池、足三里、合谷、风市、内关、三阴交、承山、天枢、上巨虚直刺0.5-1.5寸；风池向鼻尖方向斜刺0.8-1.2寸，或平刺透风府穴；列缺向上斜刺0.5-0.8寸；大椎、心俞斜刺0.5-0.8寸。留针30min，每隔10min行针一次。

续表

证型	辨证取穴		方法	方法
	补法	泻法	平补平泻	
气虚卫外不固证	足三里、血海、膈腧、关元		风池、曲池、风市、风门、	曲池、足三里、血海、风市、关元直刺0.5-1.5寸；风池向鼻尖方向斜刺0.8-1.2寸，或平刺透风府穴；风门、膈腧斜刺0.5-0.8寸。留针30min，每隔10min行针一次
湿热内蕴证		风池、曲池、血海、大椎、合谷、内庭、阴陵泉、膈腧	足三里	曲池、足三里、血海、合谷、内庭、阴陵泉直刺0.5-1.5寸；风池向鼻尖方向斜刺0.8-1.2寸，或平刺透风府穴；大椎、膈腧斜刺0.5-0.8寸。留针30min，每隔10min行针一次

2. 其他疗法

疗法	取穴及操作部位	方法及注意事项
火针疗法	适用于慢性粗糙肥厚型皮损。对湿疹、疣等，对肥厚、苔藓样化、瘙痒明显的结节、斑块等部位。	用火针烧至通红发白，垂直迅速刺入皮损内，再迅速拔出，不做留针，刺入深度控制在3mm左右，每针间隔大于0.5cm。出针后由助手用消毒干棉球迅速轻按针孔，一则防止出血，二则可迅速减轻疼痛感。火针后的针孔严禁搓揉、抓挠，24小时内不可沾水。
刮痧疗法	用膈腧穴、曲池穴、血海穴、三阴交穴、神门穴另加督脉、膀胱两条经脉。	刮痧手法可根据病人体质和病情选用，实证则泻法或平补平泻法；虚证则用补法。痧退后可刮第二次。

疗法	取穴及操作部位	方法及注意事项
耳穴疗法	神门、肺、肝、内分泌为一组，心、胆、风溪、肾上腺、皮质下。	一侧耳廓75%乙醇消毒，手戴一次性乳胶手套固定该侧耳廓，右手用王不留行籽贴压后用双手按压，每次每穴按压50下，按压力度以双耳痛、发红发热为宜，每天按压2~3次。
梅花针联合拔罐法	取脊柱及其两侧至骶部皮肤，重点叩打大椎、肺俞、脾俞、胃俞穴部位，皮损部位。	将皮损部充分暴露，常规消毒，在皮疹部位以中度刺激逐个叩刺。叩刺时，腕部加力，并保持针体与被叩皮肤垂直，力度适中，节奏均匀，每次治疗约10~15分钟，以皮肤潮红、轻微渗血为宜，患者可感轻度疼痛，然后立刻在叩刺处拔罐，选择大号火罐，留罐15 min，拔罐后以局部皮肤潮红或瘀血明显为佳。隔天1次。

（五）护理

1. 避免过度搔抓，瘙痒剧烈应及时用药或寻求医生帮助。

2. 避免使用碱性和脂溶性洗涤剂，因其可抑制皮脂分泌，使皮肤更干燥，从而加重瘙痒。

3. 忌热水烫洗，烫洗虽解一时之痒，但过后会导致病情加重。

4. 忌滥用药物，首先应明确诊断，根据皮疹的形态选择合适药物。

5. 饮食宜清淡而富有营养，适当吃些水果，适当补充钙及维生素，以缓解瘙痒，少食辛辣刺激、肥甘厚腻之品。

6. 加强心理疏导及安抚，缓解患者情绪，保证其睡眠，嘱咐患者不可长时间熬夜等。

（六）疗程

以上治疗以两周为一个疗程，根据患者瘙痒情况、皮损改善情况以及中医次证改善情况评定患者疗效。

四、疗效评价

（一）评价标准

痊愈：治疗后主症、次症消退率≥70%；

显效：治疗后主症、次症消退率≥50%，＜70%；

有效：治疗后主症、次症消退率≥30%，＜50%；

无效：治疗后主症、次症消退率＜30%。

（二）评价方法

1. 主要从症状、体征进行评价，相关的实验室检查作为参考。

2. 治疗前后由同一个人进行疗效评价。

3. 疗效评价人员应接受疗效评价表应用培训。

附表：艾滋病皮肤瘙痒中医主要临床症状评估表

主症	正常	轻度（2分）	中度（4分）	重度（6分）	得分
瘙痒程度	无	偶有瘙痒，不影响正常生活	阵发性瘙痒，影响正常睡眠	剧烈瘙痒，严重影响睡眠	
瘙痒频率	无	偶有瘙痒，每天1－2次	短暂性瘙痒，每天3－5次	频发性瘙痒，每天5次以上	
持续时间	无	小于0.5小时	0.5小时－1小时	1小时以上	
既发皮损	无	皮肤干燥、脱屑或局部散在丘疹、风团、水疱等皮疹	皮肤有抓痕、血痂或全身散在丘疹、风团、水疱等皮疹甚至糜烂	皮肤粗糙、肥厚、苔藓样变或全身泛发丘疹、风团、水疱等皮疹伴有糜烂渗液	
VAS积分					
主症总分	以上分值总和				

次证	正常	轻度（1分）	中度（2分）	重度（3分）	得分
爪甲毛发干枯失去光泽	无	仅局部少量略失光泽	多处毛发干燥并失去光泽	毛发爪甲皆干枯，毫无光泽	
失眠多梦，心悸气短	无	偶有失眠多梦或气短易疲	经常失眠或伴心悸气短	难以入眠或时常心悸	
遇热瘙痒加重	无	略有加重，不甚明显	有明显加重	遇热则瘙痒剧烈难以忍受	
微恶风，伴心烦口渴	无	微恶风或口渴不甚	恶风明显，咽干口渴	恶风畏寒，口渴甚至心情烦躁	
劳累后瘙痒加重	无	偶尔有但不太明显	劳累后有所加重	稍劳累则加重明显	
容易外感，气短自汗	无	气短乏力，稍运动则汗出	经常感冒，动则汗出	感冒反复发作，常恶风自汗	
胸脘痞满、不思饮食	无	仅食欲减退	食欲减退，偶有胸脘痞满	食欲减退，时常痞满腹胀	
口干口苦	无	偶尔有	有时有	经常有	
舌象	正常	舌质淡、苔白腻或舌质红、苔黄或黄腻（2分）			
脉象	正常	脉弦细或沉细或浮数或浮虚或弦滑（2分）			
次症总分	次症得分总和				
总积分	主症总分＋次症总分				

$$中医症候及临床症状消退率 = \frac{治疗前总积分 - 治疗后总积分}{治疗前总积分} * 100\%$$

艾滋病相关呕吐中医诊疗方案

艾滋病相关呕吐是指艾滋病感染者和艾滋病病人在疾病过程中或服用抗病毒药物后，脾胃损伤，脾失健运、胃失和降导致胃气上逆而出现的恶心、纳呆、干呕、呃逆，甚至呕吐等症状的病症。

一、诊断

（一）、疾病诊断

诊断标准：参照《艾滋病诊疗指南》（中华医学会感染病学分会艾滋病学组2011）、《内科学》（第13版，人民卫生出版社，2012年）。艾滋病相关呕吐的诊断需要同时满足 HIV 抗体阳性（经确认试验证实）诊断标准和呕吐诊断标准。查 HIV 抗体阳性且有服用抗病毒药物损伤等因素，出现恶心、干呕、呃逆、甚至呕吐等症状。

（二）证候诊断

参考《中医内科学》（周仲瑛主编，中国中医药出版社，2003年）、中华中医药学会发布《中医内科常见病诊疗指南》（ZYYXH/T25－2008），艾滋病相关呕吐病中医辨证为以下三型。

1. 胆胃不和证（痰热内扰证）　嗳气频繁，口苦恶心，呕吐吞酸，心下痞满或微痛，不思饮食，大便或溏或结，心悸失眠，舌质红，苔薄黄腻，脉弦滑。

2. 寒热错杂证 恶心嗳气、干呕或呕吐，胃脘痞满或胃痛，口干，疲倦纳呆，腹胀怕凉，肠鸣下利，舌质淡红，苔薄白或黄腻，脉弦细或弦数。

3. 脾肾虚弱证 恶心、干呕，呕吐，呕吐量不多，脘腹不舒，饥而不欲食，面色少华，食欲不振，倦怠乏力，大便溏泻，形寒肢冷，腰膝酸软，舌质淡或淡红，苔薄白或白腻，脉细。

二、治疗方案

（一）辨证论治

1. 胆胃不和证（痰热内扰证）

治法：清胆和胃，化痰止呕

推荐方药：温胆汤加减。法半夏、陈皮、竹茹、枳实、生姜、甘草、茯苓、黄连。

本方适用于服用抗病毒药物所致的上述症状。

推荐成药：茵连和胃颗粒（河北省中医院院内制剂）、舒肝快胃丸、胆宁片等。

2. 寒热错杂证

治法：平调寒热，和胃降逆

推荐方药：半夏泻心汤加减。姜半夏、黄芩、黄连、干姜、党参、陈皮、茯苓、紫苏、白术、大枣、炙甘草。

本方适用于服用抗病毒药物所致的上述症状。

推荐成药：小柴胡颗粒、参柴颗粒、胃苏颗粒等。

3. 脾肾虚弱证

治法：健脾益肾，和胃止呕

推荐方药：参苓白术散和四神丸加减。人参或党参、莲子肉、炒白术、茯苓、砂仁、扁豆、山药、薏苡仁、干姜、补骨脂、淫羊藿、山萸肉、炙甘草。

推荐成药：参苓白术胶囊、四神丸、健脾益肾颗粒等。

（二）中医特色治疗

1. 艾灸疗法

取穴：双侧足三里

方法：将艾条点燃，距离皮肤约 2～3cm，以患者感觉皮肤有温热感而无灼痛感为度。悬灸时，患者取坐位为宜，卧位者勿使灰屑落于皮肤上而致烫伤。左右两穴，交替施，每次约 20 分钟。

2. 推拿疗法（单穴指压）

部位：颈部、肩部、背部。

手法：点、按、揉、滚等。

操作：患者取坐或俯卧位，循经点、压、揉按：内关、足三里、尺泽、委中、液门、肩井、天突、气舍、风池、肺俞、膈俞、肝俞、脾俞、胃俞、大肠俞等穴。

3. 中药热奄包烫熨治疗

处方：白芷、香附、红花、细辛、肉桂、川椒、藿香、陈皮等。

方法：患者取仰卧位，暴露上腹部皮肤，用食用醋湿润中药热奄包，放在患者上腹部，用红外线灯照射中药热奄包，每次照射 30 分钟，每 5 分钟翻一次中药热奄包，以保证加热面接触患者上腹部，热奄包温度以患者能耐受为宜，至皮肤潮红，患者上腹部有强烈温热感为佳。每日一次。

（三）护理根据病人情况进行个体化护理

1. 起居有常，生活有节，避免风寒暑湿秽浊之邪的侵入。

2. 保持心情舒畅，避免精神刺激。

3. 饮食调理：脾胃素虚者，饮食不宜过多，且勿食生冷瓜果，禁服寒凉药物。胃热者忌食肥甘厚腻、辛辣香燥、醇酒等，戒烟。

4. 呕吐不止者，卧床休息，密切观察病情变化。服药时尽量选择刺激性气味小的，否则随服随吐，更伤胃气。服药方法以少量频服为佳。根据病人的情况，以温饮为宜，并可加入少量生姜或姜汁，以免格拒难下。

三、中医临床疗效评价

（一）疗效评价

艾滋病呕吐的治疗一般为（2±1）周为1疗程，通常观察1~2个疗程。综合疗效评价参照《五省中医药治疗艾滋病项目临床技术方案》、国家中医药管理局《中医病证诊断疗效标准》拟订。症状疗效评价参照《5省中医药治疗艾滋病项目临床观察登记表》拟订。

恶心、呕吐症状疗效评价表

分级标准 \ 分数	恶心	评分	呕吐	评分
0 级	无恶心	0	无呕吐	0
I 级	轻度恶心，但不影响日常生活及进食	1	呕吐 1～2 次/天	2
Ⅱ 级	影响日常生活及进食	2	呕吐 3～5 次/天	4
Ⅲ～Ⅳ级	频繁严重恶心，需卧床休息	3	呕吐超过 5 次/天	6

注：按"无"、"轻"、"中"、"重"进行分级，计分方法恶心分别计为 0、1、2、3 分，呕吐分别为 0、2、4、6 分，进行治疗前后比较。

评价：

1. 临床控制：疗程结束时，无恶心，无呕吐，症状消失。

2. 显效：疗程结束时，轻度恶心，不影响进食，每日呕吐 1～2 次。症状分级减少 2 级。

3. 有效：疗程结束时，中度恶心，影响进食，每日呕吐 3～4 次。症状分级减少 1 级。

4. 无效：疗程结束时，症状无改善。

（二）证候疗效判定标准

1. 临床痊愈　症状、体征消失或基本证候积分减少 ≥95%；

2. 显效　症状、体征明显改善，证候积分减少 ≥70%；

3. 有效　症状、体征均有好转，证候积分减少 ≥ 30%；无效：症状、体征均无明显改善，甚或加重，证候积分减少不足 30%。

计算公式（尼莫地平法）为：［（治疗前积分 - 治疗后积分）÷治疗前积分］×100%。

主要参考文献

［1］国家中医药管理局. 11 省中医药治疗艾滋病项目临床技术方案（试行）. 2005.

［2］中华医学会感染病分会艾滋病学组. 艾滋病诊疗指南. 中华传染病杂志, 2011, 29（10）：629-640.

［3］卫生部传染病标准专业委员会. 艾滋病和艾滋病病毒感染诊断标准. 中国艾滋病性病, 2012, 18（4）：272-354.

［4］王健, 刘颖, 何丽云, 等. 中医药治疗 AIDS 的研究进展. 传染病信息, 2011, 24（6）：28-30.

［5］刘学伟, 闫永彬, 王丹妮. 浅议艾滋病中医命名. 辽宁中医杂志, 2005, 32（11）：1134-1135.

［6］刘颖, 邹雯, 王健. 中医药艾滋病临床研究概况. 中华中医药杂志, 2009, 24（3）：350-353.

［7］杨凤珍, 王健. 艾滋病中医发病与病机演变、辨治思路及原则的探讨. 中国中医基础医学杂志, 2010, 20（11）：993-995.

［8］王健, 刘颖, 何丽云, 等. 2237 例 HIV/AIDS 患者中医证候分布及演变规律. 中医杂志, 2012, 53（11）：948-951.

［9］王健, 梁碧颜, 闫世艳, 等. 中医药治疗 8946 例艾滋病患者临床观察. 中医杂志, 2011, 52（5）：395-398.

［10］王莉, 方路, 段呈玉, 等. 600 例艾滋病患者中医证候及其演变的初步调研. 云南中医中药杂志, 2011, 32（4）：17-18.

［11］刘婷婷, 田峰, 古求知, 等. 245 例 HIV/AIDS 患者中医证候类型初探. 中国中医基础医学杂志, 2011, 17（10）：1105-1107.

［12］张国梁, 徐经风, 刘健, 等. 473 例艾滋病毒感染者和艾滋病患者中医临床症状和证候分布规律初探. 安徽中医学院学院学报, 2009, 28（5）：21-23.

［13］郭建中, 徐立然. 108 例无症状期 HIV 感染者临床流行病学特征及中

医证候分析. 云南中医中药杂志, 2011, 32 (5)：18 - 20.

[14] 张苗苗, 符林春, 孙世辉. 177 例艾滋病病毒感染者中医证候分析. 中医杂志, 2010, 51 (4)：352 - 355.

[15] 姜枫, 李真, 关华, 等. 708 例艾滋病住院患者中医证治分析. 中医杂志, 2011, 52 (2)：118 - 120.

[16] 王莉, 方路, 段呈玉, 等. 静脉吸毒感染和性传播感染 HIV/AIDS 临床症状及中医证候分析. 云南中医中药杂志, 2009, 30 (8)：4 - 6.

[17] 谢世平, 陈建设, 刘爱华, 等. 艾滋病常见虚证量化诊断的 Logistic 回归分析. 中华中医药杂志, 2010, 25 (10)：1663 - 1664.

[18] 李发枝, 徐立然, 何英. 河南省中医药治疗艾滋病常见病症辨证治疗要点. 中医学报, 2010, 25 (146)：1 - 4.

[19] 憨兰. 半夏泻心汤治疗艾滋病的临床运用与体会. 中医研究, 2007, 20 (6)：55 - 56.

[20] 黄凌, 周超杰, 梁芳林, 等. 当归芍药散治疗艾滋病 HAART 疗法肝功能损害 48 例. 中医研究, 2007, 20 (8)：55 - 56.

[21] 蒋士卿, 孙宏新, 徐英敏, 等. 精元康胶囊对 116 例艾滋病患者外周血白细胞水平的影响. 中华中医药杂志, 2009, 24 (3)：327 - 330.

[22] 李秀惠, 王芳梅, 高艳清, 等. 艾脂 1 号治疗艾滋病 HAART 后脂肪异常分布临床观察. 中国艾滋病性病, 2010, 16 (3)：226 - 228.

[23] 贺铮铮. 中医饮食护理在中医药治疗艾滋病中的作用探讨 [J]. 云南中医中药杂志, 2010, 31 (4)：73 - 74.

[24] 方旭. 艾滋病的中医饮食疗法 [J]. 东方食疗与保健, 2006, 7 (23)：14 - 16.

[25] 王融冰. 中医药治疗艾滋病的研究概况 [J]. 继续医学教育, 2006, 20 (19)：67 - 73.

[26] 李朝武, 陈玉平, 胡金銮. 浅析中医药和气功可控制艾滋病感染 I 期的发展 [J]. 中医药动态, 1993, (1)：1 - 2.

[27] 庞俊清. 气功——艾滋病患者希望之光 [J]. 气功与科学, 1992, (12)：4 - 6.

[28] 何庆年. 略论气功抗肿瘤与艾滋病 [J]. 东方气功, 1990, (1)：12 - 15.

［29］黄琼，樊移山．提高艾滋病患者接受中医药治疗依从性初探．云南中医中药杂志，2012，33（10）：81－82.

［30］杨莉娅，安遵华，陈竞青，等．唐草片改善 HIV/AIDS 症状提高生活质量的实践与探讨．中国中医药现代远程教育，2009，8：76－78.

［31］赵红心，张福杰，邰桂菊，等．国产抗逆转录病毒药物联合中药新血片治疗 HIV/AIDS 患者 24 周临床研究．中国艾滋病性病，2006，12（4）：297－299.

［32］田明，倪量，万钢．健脾止泻方治疗艾滋病相关慢性腹泻的临床研究．世界中医药，2011，6（3）：193－195.

［33］张润田，段行武，伦文辉等．中西医结合治疗艾滋病相关瘙痒性丘疹性皮疹临床观察．中国中西医结合皮肤性病学杂志，2012，11（2）：122－123.

［34］段行武，张润田，王玉光，等．中西医结合治疗艾滋病伴发带状疱疹临床观察，中国中医药信息杂志，2011，18（10）：79－80.

［35］倪量，王融冰，郭会军，等．中药治疗 HAART 相关血脂异常的临床研究，中国中药杂志，2013，38（15）：2443－2445

［36］徐立然，杨小平，郭会军，等．中医药辨证施治对 HIV 感染者生存质量影响的初步探讨．中国中药杂志，2013，38（15）：2480－2483.

［37］刘震，王阶，林洪生等．中药免疫 2 号方对 AIDS 病人免疫重建的研究．中国中药杂志，2013，38（15）：2458－2460.

［38］何金洋，符林春，何浩岚，等．猴艾滋病模型 CD28 家族 mRNA 动态变化及中药干预作用．中国热带医学，2012，12（5）：519－523.

［39］何金洋，符林春，沈强，等．艾可清对猴艾滋病模型的治疗作用．广州中医药大学学报，2011，28（6）：613－618

［40］何丽云，刘保延，王健，等．中医药治疗艾滋病疗效评价指标体系构建的思考与实践，2010，16（3）：288－289.

［41］刘为民，何丽云，王健，等．世界卫生组织艾滋病生存质量量表中文版介绍及其使用说明，2009，16（10）：1－3.

附 录

附录一 中医药治疗 HIV/AIDS 疗效评价 分期标准及指标体系
—— （中国中医科学院中医临床基础研究所疗效评价中心）

目 录

前　言

　　从 2004 年开始，在中医药治疗艾滋病试点项目的实施中，国家中医药管理局组织中西医专家制定了"中医药治疗艾滋病临床技术方案"，提出了中医药治疗艾滋病的临床疗效评价标准，先后应用于 15 个省（区、市）中医药治疗的近 6000 例 HIV/AIDS 的疗效评价，对项目实施效果的评价起到了重要作用。随着中医药治疗 HIV/AIDS 的临床研究逐步深入，临床疗效评价的方法不断丰富，为临床疗效评价体系的建立和标准的修订提供了基础。

　　在全面总结试点项目实施情况、系统回顾中医药治疗艾滋病的相关文献和研究报告的基础上，参照近年来国内外相关临床疗效评价体系和评价方法，经过认真调研和现场考察，对现有标准进行了修改和完善，以基于 HIV/AIDS 病人报告的临床结局、生存质量、终点指标、症状体征、生物学指标等为主要评价内容，形成了《中医药治疗 HIV/AIDS 疗效评价分期标准及评价指标体系（修订草案）》（以下简称《标准》）。

　　本标准可以供临床医疗、科研工作者在中医药临床实践中使用。

第一部分 中医药治疗 HIV/AIDS 疗效 评价分期标准

为尽可能体现中医药治疗 HIV/AIDS 的作用范围和疗效点，本分期标准参照我国《艾滋病诊疗指南》三期分期标准及国外 HIV/AIDS 的相关分期标准，结合目前中医学对艾滋病演变规律的认识，以临床病症为核心，将 HIV/AIDS 病程分为 A、B、C、D 四期进行疗效评价。

本分期标准用于疗效评价，不作为临床诊断标准使用。

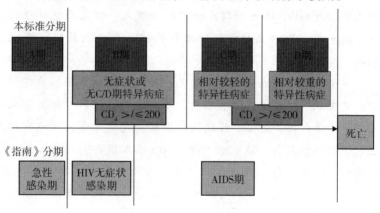

HIV/AIDS 病程与评价体系关系示意图

本分期标准与《艾滋病诊疗指南》（中华医学会感染病学分会艾滋病学组制订，2006.4）中的 HIV/AIDS 临床分期相对照：

A 期：相当于急性感染期。

B 期：相当于 HIV 无症状感染期或 CD4 ≤ 200，但无 C 期或 D 期病症的。

C 期：相当于艾滋病期中 CD4 ≤ 200 或 > 200，并出现下述病症及体征之一，但无 D 期病症的：

- 原因不明的 38℃ 以上持续不规则发热，>1 个月；
- 慢性腹泻次数多于 3 次/日，>1 个月；
- 6 个月之内体重下降 10% 以上；
- 反复发作的单纯疱疹病毒感染或带状疱疹病毒感染；
- 反复发生的细菌性肺炎；
- 反复发作的口腔白色念珠菌感染。

D 期：相当于艾滋病期中 CD4≤200 或 >200，出现下述病症及体征之一的：

- 多脏器功能衰竭；
- 肺孢子菌肺炎；
- 深部真菌感染；
- 活动性结核或非结核分枝杆菌病；
- 青霉菌感染；
- 活动性巨细胞病毒感染；
- 弓形虫脑病；
- 反复发生的败血症；
- 中青年人出现痴呆；
- 中枢神经系统占位性病变；
- 皮肤粘膜或内脏的卡波氏肉瘤、淋巴瘤。

第二部分　基于 HIV/AIDS 病人报告的临床结局评价

一、PRO 量表

卷首语

尊敬的患者：您好！

您的临床治疗效果往往是由医生进行判定的，但我们知道，治疗措施的效果只有您亲身能感受到，如果将您的切身感受与医生的判断相结合，对治疗效果的评价就会更加真实、准确。这份问卷的目的就是让您自己来评价临床疗效。您的积极配合将有助于及时调整您的治疗方案。

我们将对您的任何个人信息及隐私严格保密。

填写说明

填写这份问卷的时候，请您不要有任何顾虑，从您自身真实感受的角度独立回答所有问题。如果某个问题您不能肯定选择哪个答案，就选择最接近您自己真实感觉的那个答案。如果您确定某个答案，请在该答案相对应的"□"内划"√"。

注意：您对所有问题的回答都是您最近2周内的感受。

例如：您经常睡不着吗?
□完全没有　　□很少有　　☑有　　□多数有　　□几乎总有

下面请您先填写您的基本情况，在相对应的"□"里划"√"，然后逐条阅读作答，谢谢您的参与!

1. 性别：□男　　　　□女

2. 年龄：＿＿＿＿岁

3. 民族：□汉族　　□其他民族＿＿＿＿＿＿＿＿＿

4. 婚况：□未婚　　□已婚　　□丧偶　　□离婚　　□其他

5. 职业：□农民　　□工人　　□自由职业　　□知识分子
　　　　□无业　　□其它＿＿＿＿＿＿

6. 您的最高学历是：□文盲　　□小学　　□中学　　□大专
　　　　　　　　　□本科　　□研究生或以上

7. HIV 抗体阳性确证时间：＿＿＿＿年＿＿＿＿月

8. 可能感染途径：□有偿供血　　□输血　　　　□静脉吸毒
　　　　　　　　□性接触　　　□母婴传播　　□不明

9. 目前治疗情况：□HAART 治疗　　　　　　□中医药治疗
　　　　　　　　□HAART 联合中医药治疗　　□尚未治疗

身体状况

1. 您经常感到浑身没有力气吗？

□完全没有（如果选此项，请跳过第 2 题）　　□很少有

□有　　□多数有　　□几乎总有

2. 您没有力气严重吗？

□根本不重　　□不重　　□一般　　□比较重　　□极严重

3. 您经常气短吗？

□完全没有（如果选此项，请跳过第 4 题）　　□很少有

□有　　□多数有　　□几乎总有

4. 您气短严重吗？

□根本不重　　□不重　　□一般　　□比较重　　□极严重

5. 您出汗严重吗

□根本不重　　□不重　　□一般　　□比较重　　□极严重

6. 您经常感觉疼痛吗？（包括头痛、关节痛、腰背痛、四肢痛等）

□完全没有　　□很少有　　□有　　□多数有　　□几乎总有

7. 您经常发烧吗？

□完全没有　　□很少有　　□有　　□多数有　　□几乎总有

8. 您经常感冒吗？

□完全没有（如果选此项，请跳过第 9 题）　　□很少有

□有　　□多数有　　□几乎总有

9. 您感冒重吗？

□根本不重　　□不重　　□有时重有时不重　　□比较重

□极严重

10. 您经常皮肤瘙痒吗？

□完全没有　　□很少有　　□有　　□多数有　　□几乎总有

11. 您经常有皮疹吗？

□完全没有　　□很少有　　□有　　□多数有　　□几乎总有

12. 您经常长口疮吗?

□完全没有（如果选此项，请跳过第 13 题）　　□很少有

□有　　□多数有　　□几乎总有

13. 您口疮疼痛严重吗?

□根本不重　　□不重　　□一般　　□比较重　　□极严重

14. 您咳嗽严重吗?

□根本不重　　□不重　　□有时重有时不重　　□比较重

□极严重

15. 您经常咯痰吗?

□完全没有　　□很少有　　□有　　□多数有　　□几乎总有

16. 您经常气喘吗?

□完全没有　　□很少有　　□有　　□多数有　　□几乎总有

17. 您经常头晕吗?

□完全没有　　□很少有　　□有　　□多数有　　□几乎总有

18. 您经常心慌吗?

□完全没有　　□很少有　　□有　　□多数有　　□几乎总有

19. 您经常咽东西时有胸痛吗?

□完全没有　　□很少有　　□有　　□多数有　　□几乎总有

20. 您经常肚子疼吗?

□完全没有　　□很少有　　□有　　□多数有　　□几乎总有

21. 您经常肚子胀吗?

□完全没有（如果选此项，请跳过第 22 题）　　□很少有

□有　　□多数有　　□几乎总有

22. 您肚子胀严重吗?

□根本不重　　□不重　　□有时重有时不重　　□比较重

□极严重

23. 您经常腹泻吗?

□完全没有（如果选此项，请跳过第 24 题）　　□很少有

□有　　　□多数有　　　□几乎总有

24. 您腹泻严重吗？

□根本不重　　□不重　　　□有时重有时不重　　　□比较重
□极严重

25. 您经常便秘吗？

□完全没有　　□很少有　　　□有　　□多数有　　　□几乎总有

26. 您经常恶心吗？

□完全没有　　□很少有　　　□有　　□多数有　　　□几乎总有

27. 您经常呕吐吗？

□完全没有　　□很少有　　　□有　　□多数有　　　□几乎总有

28. 您经常腿脚麻木吗？

□完全没有　　□很少有　　　□有　　□多数有　　　□几乎总有

情志状况

29. 您平时心情愉快吗？

□总是很愉快　　□经常愉快　　　□一般　　□很少愉快
□总不愉快

30. 您经常发火吗？

□完全没有　　□很少有　　　□有　　□多数有　　　□几乎总有

31. 您经常忧虑吗？

□完全没有　　□很少有　　　□有　　□多数有　　　□几乎总有

32. 您在乎别人说您是艾滋病患者吗？

□根本不在乎　　□有点在乎　　　□一般　　□比较在乎
□非常在乎

能力状况

33. 您经常睡不着吗？

□完全没有　　□很少有　　　□有　　□多数有　　　□几乎总有

34. 您经常忘事吗？

□完全没有　　□很少有　　　□有　　□多数有　　　□几乎总有

35. 您的食欲（胃口）好吗？

□很好　　　　□好　　　　□一般　□不好　　　　□很差

36. 您的饭量和以前相比有变化吗？

□明显增加　　□有点增加　　□没变化　□有点减少

□明显减少

37. 您生活能自理吗？

□完全能够　　□多数能够　　□能　　　　□很少能

□几乎不能

38. 您能干活吗？

□完全能够　　□多数能够　　□能　　　　□很少能

□几乎不能

39. 您持续干活的时间和以前相比有变化吗？

□好得多　　　□好一些　　　□和原来一样　　□差一些

□差得多

40. 您对自己的夫妻生活满意吗？

□很满意　　　□较满意　　□一般　　□不满意　　□很不满意

其他（未开始治疗者跳过该部分）

41. 您感觉身体比以前结实了吗？

□好得多　　　□好一些　　□和原来一样　　□差一些

□差得多

42. 您认为目前的治疗对您的疾病有效果吗？

□非常有效　　□有效　　□不确定　　□很少有效

□根本没效

43. 您感觉中医药最能缓解的症状是什么（可多选）？

□乏力　　　　□食欲差　　□感冒　　□恶心　　□皮肤瘙痒

□气短　　　　□腹胀　　　□其他（请指出）＿＿＿＿＿

44. 您能够长期坚持服用中药吗？

□完全能　　　□通常能　　□一般　　□经常不能　□完全不能

二、使用方法

（一）量表结构

PRO 量表由一般情况、身体状况、情志状况、能力状况、其他情况等组成，除一般情况外，共设 44 条目，具体分类如下：

领域1　身体状况（1－28）

全身方面

乏力

气短

汗出

疼痛

发热

感冒

局部方面

皮肤瘙痒

皮疹

口腔

咳嗽

咯痰

气喘

头晕

心慌

吞咽疼痛

腹痛

腹胀

腹泻

便秘

恶心

呕吐

肢体麻木

领域2　情志状况（29－32）

心情

亢奋

忧虑

感觉

领域3　能力状况（33－40）

睡眠

记忆

饮食

生活自理

劳动能力

性能力

领域4　其他（41－44）

身体状况

治疗效果

中医疗效评估

药物依从性

（二）计分方法

所有条目中 43 条目为 5 级量化的条目，填写的答案由前向后表示由最好的状态到最差的状态，分别记为 1、2、3、4、5 分，最好状态为 1 分，最差状态为 5 分。本量表总分数在 34 – 215 分之间。另外 1 条为可多选的分类变量，不计分。

评估疗效时，可以先分别计算治疗前后各领域积分的合计分值，再进行组间 T 检验或方差分析，比较治疗前后或组间差异的显著性；进一步再进行量表总积分的组间比较或治疗前后差异的显著性比较。

（三）用途

1. 本量表可以用于治疗前后总体疗效的分析评价，也可用于药物或疗法之间的疗效比较。

2. 对于病人治疗前后的疗效比较，可以按照指标、领域、方面等进行。

第三部分 HIV/AIDS 生存质量评价

一、WHOQOL – HIV 生存质量量表

有关您个人的情况

在正式开始前我们要问几个关于您自己的一般性问题，请在相对应的"□"里划"√"。

1. 您的性别？ □男　　□女

2. 您的年龄？ ＿＿＿＿岁

3. 您的最高学历是：□文盲　□小学　□中学　□大学教育

4. 您的婚姻状况？□未婚　　□已婚　　□同居　　□分居
　　□离异　　□丧偶

5. 您的健康状况如何？□非常差　　□差　　□既不好也不差
　　□好　　□很好

6. 您认为现在您正生病吗？□是　　□否

7. 如果有问题的话，请问是什么问题？ _____

_____

请按您所了解的回答以下问题：

您处在 HIV 感染的哪个期？□无症状期　　　□有症状期
□AIDS 期

您是在哪一年检查出 HIV 阳性的？ _____

您认为是哪一年感染 HIV 的？ _____

您认为是怎样感染 HIV 的？□与男性发生性关系
□与女性发生性关系　　　□静脉吸毒　　□输血制品
□其他（请指出） _____

说明

下列问题是要了解您对自己的生存质量、健康情况以及其他生活的感觉如何，请您一定回答所有问题。如果某个问题您不能肯定如何回答，就选择看上去最适合的那个，那通常是您的第一反应。请记住您自己的标准、愿望，高兴和担心。我们要求您考虑您最近两星期内的情况。

请阅读每个问题，请在相对应的"□"里划"√"。

1（G1）您怎么评价您的生活质量？
□非常差　　□差　　□既不好也不差　　□好　　□很好

2（G4）您对自己的健康状况满意吗？
□非常不满意　　□不满意　　□既非满意也非不满意
□满意　　　　　□非常满意

以下这些问题是问您在最近两周内经历了多少特定事情

3（F1.4）您觉得疼痛在多大程度上妨碍您去做您要做的事情？
□一点也不妨碍　　□有点妨碍　　□有妨碍（一般）
□比较妨碍　　　　□极妨碍

4 (F50.1) 您在多大程度上为 HIV 感染所带来的身体不适所困扰？

□一点也不困扰　　　□有一点困扰　　　□有困扰（一般）

□比较困扰　　　　　□极困扰

5 (F11.3) 您对医疗服务的依赖程度如何？

□完全不依赖　　　□很少依赖　　　□有依赖（一般）

□比较依赖　　　　□极依赖

6 (F4.1) 您热爱生活的程度如何？

□一点也不热爱　　　□有一点热爱　　　□热爱（一般）

□比较热爱　　　　　□极热爱

7 (F24.2) 您觉得您的生活有意义吗？

□完全没有意义　　　□有一点意义　　　□有意义（一般）

□比较有意义　　　　□极有意义

8 (F52.2) 您因为别人指责您是 HIV 患者而困扰吗？

□完全没有　　□有一点　　□有（一般）　　□比较大

□极大

9 (F53.4) 您对自己的未来感到恐惧吗？

□完全不　　□有一点　　□有（一般）　　　□比较大

□极大

10 (F54.1) 您对死亡的担忧程度如何？

□完全不害怕　　　□有一点害怕　　　□害怕（一般）

□比较害怕　　　　□极害怕

11 (F5.3) 您能集中注意力的程度如何？

□根本不能　　□很少能　　□能（一般）　　　□比较能

□极能

12 (F16.1) 日常生活中您的安全感如何？

□根本不安全　　　□很少安全　　　□安全（一般）

□比较安全　　　　□极安全

13（F22.1）您周围的环境好吗？

□根本不好　　□很少好　　□一般　　□比较好　　□极好

下列问题是关于您最近两周所经历的事或特定的感受

14（F2.1）您在日常生活中您的精力充沛吗？

□完全没有　　□有一点　　□有（一般）　　□多数有
□完全有

15（F7.1）您能接受您的体型吗？

□完全不能　　　　□有一点接受　　□基本能接受
□大部分能接受　　□完全能接受

16（F18.1）您的钱能够满足您的需求吗？

□根本不能　　□很少能　　□能（一般）　　□多数能
□完全能

17（F51.1）您感觉在多大程度上能被熟人所接受或认可？

□完全不能　　□很少能　　□基本能　　□多数能
□完全能

18（F20.1）您日常生活中容易得到所需要的信息吗？

□完全不容易　　□偶尔容易　　□一般　　□多数容易
□极容易

19（F21.1）您进行休闲活动的机会有多少？

□根本没机会　　□很少有机会　　□有机会（一般）
□多数有机会　　□完全有机会

20（F9.1）您的身体活动能力怎样？

□非常差　　□差　　□既不好也不差　　□好　　□很好

以下问题是问您最近两周感觉您生活的不同侧面有多
好或多满意

21（F3.3）您对自己的睡眠满意吗？

□非常不满意　　□不满意　　□既非满意也非不满意

□满意　　　　　□非常满意

22（F10.3）您对自己处理日常事情的能力满意吗？

□非常不满意　　　□不满意　　　□既非满意也非不满意
□满意　　　　　　□非常满意

23（F12.4）您对自己工作的能力满意吗？

□非常不满意　　　□不满意　　　□既非满意也非不满意
□满意　　　　　　□非常满意

24（F6.3）您对自己满意吗？

□一点也不满意　　□有一点满意　　□既非满意也非不满意
□比较满意　　　　□极满意

25（F13.3）您对自己的人际关系满意吗？

□非常不满意　　　□不满意　　　□既非满意也非不满意
□满意　　　　　　□非常满意

26（F15.3）您对自己的性生活满意吗？

□非常不满意　　　□不满意　　　□既非满意也非不满意
□满意　　　　　　□非常满意

27（F14.4）您对从朋友那得到的帮助满意吗？'

□非常不满意　　　□不满意　　　□既非满意也非不满意
□满意　　　　　　□非常满意

28（F17.3）您对自己的居住环境满意吗？

□非常不满意　　　□不满意　　　□既非满意也非不满意
□满意　　　　　　□非常满意

29（F19.3）您对得到卫生保健服务的方便程度满意吗？

□非常不满意　　　□不满意　　　□既非满意也非不满意
□满意　　　　　　□非常满意

30（F23.3）您对自己的交通状况满意吗？

□非常不满意　　　□不满意　　　□既非满意也非不满意
□满意　　　　　　□非常满意

以下问题是问您经常感觉或经历特定事情

31（F8.1）您经常有消极情绪吗？（如情绪低落，绝望、焦虑、压抑）

□从来没有　　□很少有　　□时有时无　　□经常有

□总是有

有其他人帮助您填写本表吗？＿＿＿＿＿＿＿＿＿＿＿＿＿＿

填写本表花了多长时间？＿＿＿＿＿＿＿＿＿＿＿＿＿＿＿＿

对于这些问题您有何意见？＿＿＿＿＿＿＿＿＿＿＿＿＿＿＿

感谢您的帮助。

二、使用方法

（一）量表结构

本量表可用于 HIV/AIDS 对自己目前健康状态的满意程度测量，包括躯体、心理、独立程度、社会适应、环境、精神等六个领域的综合评价，共 31 个条目，其中，躯体 4 条、心理 5 条、独立程度领域 4 条、环境领域 8 条、社会关系领域 4 条、精神领域 4 条。

生理领域

F1_ 4 反向

F50_ 1 反向

F2_ 1 反向

F3_ 3 正向

心理领域

F4_ 1 正向

F5_ 3 正向

F7_ 1 正向

F6_ 3 正向

F8_ 1 反向

独立的程度领域

F11_ 3 反向

F9_ 1 正向

F10_ 3 正向

F12_ 4 正向

社会关系领域

F13_ 3 正向

F15_ 3 正向

F14_ 4 正向

F51_ 1 正向

环境领域

F16_ 1 正向

F22_ 1 正向

F18_ 1 正向

F20_ 1 正向

F21_ 1 正向

F17_ 3 正向

F19_ 3 正向

F23_ 3 正向

精神领域

F24_ 2 正向

F52_ 2 反向

F53_ 4 反向

F54_ 1 反向

（二） 用途

本量表临床上可用于大样本生活质量现况调查，也可用于一定样本的治疗前后生存质量变化的比较，在分析时可进行总体的分析评价或各领域的分析评价。

评估疗效时，可以先分别计算治疗前后各领域积分的合计分值，再进行组间 T 检验或方差分析，比较治疗前后或组间差异的显著性；进一步再进行量表总积分的组间比较或治疗前后差异的显著性比较。

第四部分　终点指标评价

本标准将 HIV/AIDS 自然病程划分为 A、B、C、D 四期，重点观察一定时间内各期终点事件的发生率和终点事件发生的平均时间。

一、终点事件判定

（一） 进入 C 期终点事件判定

艾滋病期中 $CD_4 \leq 200$ 或 >200，并出现下述病症之一，但无 D 期病症者：

- 原因不明的 38℃以上持续不规则发热，>1 个月；
- 慢性腹泻次数多于 3 次/日，>1 个月；
- 6 个月之内体重下降 10% 以上；

- 反复发作的单纯疱疹病毒感染或带状疱疹病毒感染；
- 反复发生的细菌性肺炎；
- 反复发作的口腔白色念珠菌感染。

（二）进入 D 期终点事件判定

艾滋病期中 $CD_4 \leqslant 200$ 或 >200，并出现下述病症之一者：

- 多脏器功能衰竭；
- 肺孢子菌肺炎；
- 深部真菌感染；
- 活动性结核或非结核分枝杆菌病；
- 青霉菌感染；
- 活动性巨细胞病毒感染；
- 弓形虫脑病；
- 反复发生的败血症；
- 中青年人出现痴呆；
- 中枢神经系统占位性病变；
- 皮肤粘膜或内脏的卡波氏肉瘤、淋巴瘤。

（三）D 期终点事件判定

- 死亡。

二、终点指标评价

（一）一定时间内终点事件的发生率

1. 由 B 期进入 C 期的病症发生率；
2. 由 B 期进入 D 期的病症发生率；
3. 由 C 期进入 D 期的病症发生率；
4. 由 C 期逆转 B 期的逆转率；
5. 由 D 期逆转 C 期的逆转率；
6. 由 D 期逆转 B 期的逆转率；

7. 病死率。

（二）终点事件发生的平均时间

1. 由 B 期进入 C 期的平均时间；

2. 由 B 期进入 D 期的平均时间；

3. 由 C 期进入 D 期的平均时间；

4. 由 C 期逆转 B 期的平均时间；

5. 由 D 期逆转 C 期的平均时间；

6. 由 D 期逆转 B 期的平均时间；

7. 平均生存时间。

第五部分　相关病症及体征指标评价

一、相关病症及体征

1. 感冒；

2. 发热；

3. 腹泻；

4. 皮疹/疱疹；

5. 口腔黏膜溃疡；

6. 口糜；

7. 淋巴结肿大；

8. 劳动能力；

9. 体重。

二、评价方法

1. 感冒：记录每个月发生次数、每次持续的天数。

2. 发热：记录每个月发生次数、每次持续的天数、每次测得的最高体温。

3. 腹泻：记录每个月发生次数、每次持续的天数。

4. 皮疹/疱疹：记录每个月发生的次数，持续的时间，记录发生最大面积。面积测量使用手掌法（既手掌面积是占人体表面积约1%）。

5. 口腔黏膜溃疡：记录每个月发生次数、每次持续的天数、以及数量。

6. 口糜：记录每个月发生次数、每次持续的天数、以及面积。

7. 淋巴结肿大：记录部位、数量、大小、持续天数。

8. 劳动能力：记录劳动程度和劳动耐力

（1）程度：

0级：能够从事日常的劳动；

Ⅰ级：能够从事轻微劳动；

Ⅱ级：能够下床行走，不能从事劳动；

Ⅲ级：卧床不起。

（2）耐力：

0级：能从事正常劳动或轻微劳动，但持续 >4 小时；

Ⅰ级：能从事正常劳动或轻微劳动，但持续 >2 小时、<4 小时；

Ⅱ级：能从事正常劳动或轻微劳动，但持续 >1 小时、<2 小时；

Ⅲ级：能从事正常劳动或轻微劳动，但持续 <1 小时。

9. 体重：记录体重公斤数。

三、用途

统计单一病症及体征在一定时间内的发生频次和每次发生持续的时间，对统计结果进行分析，可用于分析 HIV/AIDS 患者治疗前后的主要病症及体征的变化情况。

第六部分　生物学指标评价

一、CD_4+T 淋巴细胞计数

（一）指标

观察 CD_4+T 淋巴细胞计数在一定时间内的变化情况。

（二）使用方法

1. 每半年检测一次 CD_4+T 淋巴细胞数。

2. 比较 CD_4+T 淋巴细胞计数在不同时间的变化情况。

（三）评价标准

有效：（1）CD_4 数量上升，疗后 CD_4 升高 $\geq 30\%$ 或 $50/\mu l$，并保持稳定；（2）治疗 1 年后，CD_4 与基线水平一致；

无效：CD_4 下降 $\geq 30\%$ 或 $50/\mu l$。

二、病毒载量

（一）指标

观察血浆中病毒载量水平在一定时间内的变化情况。

（二）使用方法

每一年检测一次血浆中病毒载量水平，比较不同时间患者血浆中病毒载量水平的变化情况。

（三）评价标准

有效：（1）血浆 HIV-RNA 水平下降，拷贝数降低 ≥ 1 log/ml；（2）治疗 1 年后，血浆 HIV-RNA 未上升，与基线水平一致；

无效：血浆中 HIV-RAN 水平持续上升，或拷贝数下降 < 1 log/ml。

附录二　证据分级与推荐强度标准

1. 证据分级标准

证据分级标准参考刘建平教授提出的传统医学证据体的构成及证据分级的建议，本方案结合临床实际作适当修订。

Ⅰa：由随机对照试验、队列研究、病例对照研究、病例系列这四种研究中至少两种不同类型的研究构成的证据体，且不同研究结果的效应一致；实施较好的 Meta 分析或系统评价；

Ⅰb：具有足够把握度的单个随机对照试验；

Ⅱa：非随机对照研究或队列研究（有对照的前瞻性研究）；

Ⅱb：病例对照研究；

Ⅲa：历史性对照的系列病例；

Ⅲb：自身前后对照的病例系列；

Ⅳ：长期在临床上广泛运用的病例报告和史料记载的疗法；专家共识意见；

Ⅴ：未经系统研究验证的专家观点和临床经验，以及没有长期在临床上广泛运用的病例报告和史料记载的疗法。

2. 推荐强度

推荐强度参考美国国家临床指南交换所建议分级划分标准，并作适当修改。

A级：需要至少一个随机对照临床试验作为高质量和连贯性地提出具体建议的文献整体的一部分（证据来自Ⅰa和Ⅰb）；

B级：需要与主题相关的完成良好的临床研究，但没有随机对照临床试验（证据来自Ⅱa、Ⅱb和Ⅲ级）；

C级：需要来自专家委员会的报告或意见和（或）临床经验，但缺乏直接的高质量的临床研究（证据来自Ⅳ和Ⅴ级）。

附录三 中药制剂

艾滋病常用的中药制剂包括上市药、临床前、院内制剂、科研用药四类。分述如下：

1 选药的基本原则（符合以下一项即可）：

1.1 按中医辨证论治的原则，根据临床表现，确立中医证型和治疗原则，选择对应的制剂。

1.2 HIV 感染者：CD4 > 350/mm^3；AIDS 病人：在 HAART 基础上服用，服药时间需间隔 1 小时。

2 治疗疗程

3 个月为一疗程，一般 2 - 3 个疗程；可根据不同证型和病症表现选择更换对应药物。

3 具体制剂

唐草片[30-31]（推荐强度 A，证据级别 I b）——上市药（国药准字：Z20050291）。

主要药物：老鹳草、金银花、瓜蒌皮、柴胡、香薷、石榴皮、白花蛇舌草、菱角、银杏叶等

功能：清热解毒 益气活血。

适应症：适用于艾滋病各期患者，尤宜"虚实夹杂"患者。

剂型：片剂，每片 0.4 克。

服药方法：每次 8 片，每日 3 次，温水送服。

唐草片是我国首个获得国家食品药品监督管理局颁发新药证书，并获准上市的纯中药制剂。

已获 SFDA 临床前批文的有艾奇康胶囊、艾复康胶囊、克艾特胶囊、乾坤宁片、艾宁颗粒、复方 SH、祛毒增宁胶囊、爱可

扶正片、艾伏平胶囊、刹毒草口服液、喘可治注射液；院内制剂有益艾康胶囊、参灵扶正胶囊、康爱保生胶囊、太芪培元颗粒等；科研项目用药有艾可清胶囊、芪苓益气片、扶正抗毒胶囊、免疫 2 号方、泻痢康胶囊、湘 A1 号等。

附录四 依从性评估

依从性准备和评估的目标是确保患者能够达到大于95%的治疗依从性。很难准确预测哪个患者会有较好的治疗依从性，但是下面的方法可以用于帮助患者和医务人员对患者可能的治疗依从性进行判断。

对于在依从性评估中不能通过的患者并不意味着不能接受中医药治疗。患者和医务人员应共同努力采取措施提高其依从性，并继续进行依从性的评估，直到确信患者能够保证大于95%的治疗依从性。各地可根据自己的情况采用其他的方式进行依从性评估。

通过2次预约门诊选择有较好依从性的患者，每次门诊的内容为：（1）对患者开展关于中医药治疗的教育，如治疗的重要性等。（2）为患者制订治疗计划，明确患者如何接受治疗。（3）在完成了2次预约门诊后，如果患者和医生认为患者已经为治疗的依从性做好准备，则可共同签署"中医药治疗艾滋病知情同意书"（参见附录五）

附录五　知情同意书

艾滋病是由艾滋病病毒引起的一种免疫缺陷综合征，为目前临床上难治性疾病。全世界都在努力探索艾滋病的治疗方法，除了西药高效抗病毒治疗（HAART）外，中医药对艾滋病的治疗也发挥着积极作用，呈现出一定的效果。

我国政府一直非常关心艾滋病病人和艾滋病病毒感染者，重视艾滋病的治疗工作，国家中医药管理局会同国家有关部委及各省有关部门对这项工作进行了精心的布置，组织全国专家制定了治疗方案。从2004年开始在全国5个省市开展了中医药免费治疗艾滋病关怀项目，至今已扩大到19个省、市、自治区，累计治疗23000余例艾滋病病毒感染者和艾滋病病人；患者治疗后，临床症状减轻或消失，免疫功能改善，生存质量提高，恢复了体力和劳动能力。但艾滋病是一种非常复杂的疾病，每个人对药物的个体反应不同，任何治疗都可能出现一些非预期的情况，如治疗效果有好有差、有的人可能会出现一些不良反应等。在治疗关怀的过程中无论您出现任何不适请及时告知您的主治医生，您将得到妥善的处理和治疗。同时也希望您积极支持和配合我们的工作。

您将以自愿的方式参加本项目的治疗与关怀活动，并可随时退出。如决定中途退出，为确保您的安全，应接受最后的医生咨询。无论您做出何种决定都会得到尊重。在整个治疗和关怀过程中您的身份和一切资料都将会被严格保密。

签署了这份知情同意书，即表示您同意参加本项目的治疗与关怀。

患者声明：

作为此次治疗关怀项目的参加者，我已了解并理解了有关事项，并自愿参加。我将积极配合，完成本次治疗与关怀活动。

患者签字：　　　　　　　　　临床医生签字：

□□□□年□□月□□日　　　　□□□□年□□月□□日

附录六　"中医药治疗艾滋病临床观察表"及填写说明

个人编号：□□－□□－□□□□□

中医药治疗艾滋病试点项目
临床观察登记表

患者姓名：＿＿＿＿＿＿＿＿＿

联系电话：＿＿＿＿＿＿＿＿＿

医师姓名：＿＿＿＿＿＿＿＿＿

基层治疗单位（医院/卫生所）：＿＿＿＿＿＿＿＿＿

＿＿＿＿省＿＿＿＿地区＿＿＿＿县

个人信息

姓名：_____	性别：男□　　女□	年龄：□□岁
出生日期：_年_月_日	民族：汉族□　少数□	婚况：已婚□　未婚□　离异□

职业：学生□　教师□　医务人员□　工人□　农民□　干部□　职员□　退休□
　　　家务及待业□　其他□　不详□

文化程度：大专以上□　高中□　初中□　小学□　文盲□

身份证号：□□□□□□□□□□□□□□□□□□

现住址：____省___市___县（区）_乡（镇、街道）____村___（门牌号）

初诊时间：□□□□年□□ 月_□□日	HIV 抗体诊断：初筛□　确认□ 确诊时间：□□□□年	可能感染时间： 　　　　□□□□年

可能感染途径：输血□　静脉吸毒□　同性性传播□　异性性传播□　母婴传播□
　　　　　　　有偿供血□　未知□

艾滋病用药史：否□
　　　　　　　是□（中药□　　西药□）

名称：_____　　时间：_____　　剂量：_____

分期　艾滋病病毒感染者□　　艾滋病病人□
其它疾病：_____

目前合并疾病及用药 有□ 无□

诊断	诊断日期	用药	剂量	开始日期	结束日期
结核					
乙肝					
肺孢子虫肺炎					
鸟分枝杆菌感染					
巨细胞病毒感染					
弓形虫脑病					
真菌感染					
丙肝					
其它					

疗前症状体征积分 （单纯中医治疗请填写以下表格）

症状体征	0分	2分	4分	6分
发热				
咳嗽				
乏力				
纳呆				
腹泻				
呕吐				
气短（胸闷）				
自汗				
盗汗				
恶心				
脱发				
头痛				
胸痛				
腹痛				
四肢麻木				
四肢疼痛				
视力模糊				
失眠				
皮肤瘙痒				
月经不调				
皮疹				
疱疹				
总积分	□□分			
体重	□□□.□Kg			

积分标准见附表

疗前症状体征积分（同时服用 HAART 治疗请填写以下表格）

症状体征	0分	2分	4分	6分
发热				
咳嗽				
乏力				
纳呆				
腹泻				
呕吐				
气短（胸闷）				
自汗				
盗汗				
恶心				
脱发				
头痛				
胸痛				
腹痛				
四肢麻木				
四肢疼痛				
视力模糊				
失眠				
皮肤瘙痒				
月经不调				
皮疹				
疱疹				
总积分	□□分			
体重	□□□.□Kg			

抗病毒处方

药物名称	单位剂量 （mg/片）	单次用药量 （片/次）	服药方法 （qd、bid、tid）

舌质	淡红舌□　淡白舌□　暗红舌□　暗舌□　红舌□　绛舌□ 紫舌□　胖大舌□　肿胀舌□　瘦舌□　薄舌□　点刺舌□ 裂纹舌□　光滑舌□　齿痕舌□
舌苔	白苔□　黄苔□　灰苔□　黑苔□　厚苔□　薄苔□ 润苔□　燥苔□　腐苔□　腻苔□　剥落苔□
脉象	浮□　沉□　伏□　弱□　迟□　缓□　涩□　结□ 数□　虚□　微□　细□　代□　短□　实□　滑□ 紧□　长□　弦□
中医辨证分型	气血两亏型□　　脾气虚弱型□　　肝郁气滞型□ 气虚夹湿型□　　阴虚内热型□　　气虚血瘀型□ 气阴两虚型□　　脾肾阳虚型□　　热毒内蕴证□ 其他型□_____（请注明）
中成药/中药处方/ 固定制剂	
治疗手段	中医□　　中西医结合□

本次实验室检查结果（未检测项目保持空白）

T 淋巴细胞亚群检测指标	检测结果	采血日期
CD4	＿＿＿＿＿个/μL	□□□□年□□月□□日
CD8	＿＿＿＿＿个/μL	
CD3	＿＿＿＿＿个/μL	
CD4/CD8 比值	＿＿＿＿＿	
病毒学检测指标	检测结果	采血日期
HIV 病毒载量	＿＿＿＿＿C/ml	□□□□年□□月□□日

注：病毒载量若为"低于设备检测低限，检测不到"填写 0；若"高于高限，检测不到"填写 9999999，其他填写具体数值

其他检测指标	检测结果	其他检测指标	检测结果
白细胞计数	＿＿＿＿$\times 10^9$/L	总淋巴细胞计数	＿＿＿＿$\times 10^9$/L
血小板计数	＿＿＿＿$\times 10^9$/L	血红蛋白	＿＿＿＿g/L
血肌酐	＿＿＿＿μmol/L	血尿素氮	＿＿＿＿mmol/L
ALT	＿＿＿＿IU/L	AST	＿＿＿＿IU/L
甘油三酯	＿＿＿＿mmol/L	总胆固醇	＿＿＿＿mmol/L
其他			

医师签名：＿＿＿＿＿＿＿　　　填表日期：□□□□年□□月□□日

疗后随访情况

	用中药后第□□□个月症状体征积分
脱落	否□ 是□（外出务工□ 不愿服药□ 自动退出□ 交通不便不愿取药□ 出　　狱□ 转到HAART□ 其　　它□_____）
死亡	否□ 是□（机会性感染□ 相关性肿瘤□ 相关综合征□ 心脑血管疾病□ 恶性肿瘤□ 呼吸系统疾病□ 内分泌营养代谢疾病□ 消化系统疾病□多脏器功能衰竭□ 自杀□ 吸毒过量□ 意外死亡□ 其他____（请注明）） 死亡时间：□□□□年□□月□□日 死亡时病程阶段：艾滋病病毒感染者□ 艾滋病病人□

疗后症状体征积分（单纯中医治疗请填写以下表格）

症状体征	0分	2分	4分	6分
发热				
咳嗽				
乏力				
纳呆				
腹泻				
呕吐				
气短（胸闷）				
自汗				
盗汗				
恶心				
脱发				
头痛				
胸痛				
腹痛				
四肢麻木				
四肢疼痛				
视力模糊				
失眠				
皮肤瘙痒				
月经不调				
皮疹				
疱疹				
总积分	□□分			
体重	□□□.□Kg			

积分标准见附表

疗后症状体征积分（同时服用 HAART 治疗请填写以下表格）

症状体征	0 分	2 分	4 分	6 分
发热				
咳嗽				
乏力				
纳呆				
腹泻				
呕吐				
气短（胸闷）				
自汗				
盗汗				
恶心				
脱发				
头痛				
胸痛				
腹痛				
四肢麻木				
四肢疼痛				
视力模糊				
失眠				
皮肤瘙痒				
月经不调				
皮疹				
疱疹				
总积分	□□分			
体重	□□□.□Kg			

抗病毒处方

药物名称	单位剂量 （mg/片）	单次用药量 （片/次）	服药方法 （qd、bid、tid）

舌质	淡红舌□　淡白舌□　暗红舌□　暗舌□　红舌□　绛舌□ 紫舌□　胖大舌□　肿胀舌□　瘦舌□　薄舌□　点刺舌□ 裂纹舌□　光滑舌□　齿痕舌□
舌苔	白苔□　黄苔□　灰苔□　黑苔□　厚苔□　薄苔□ 润苔□　燥苔□　腐苔□　腻苔□　剥落苔□
脉象	浮□　沉□　伏□　弱□　迟□　缓□　涩□　结□ 数□　虚□　微□　细□　代□　短□　实□　滑□ 紧□　长□　弦□
中医辨证分型	气血两亏型□　脾气虚弱型□　肝郁气滞型□ 气虚夹湿型□　阴虚内热型□　气虚血瘀型□ 气阴两虚型□　脾肾阳虚型□　热毒内蕴证□ 其他型□_____（请注明）
中成药/中药处方/ 固定制剂	
治疗手段	中医□　　中西医结合□

本次实验室检查结果（未检测项目保持空白）

T 淋巴细胞亚群检测指标	检测结果	采血日期
CD4	＿＿＿＿＿ 个/μL	□□□□年□□月□□日
CD8	＿＿＿＿＿ 个/μL	
CD3	＿＿＿＿＿ 个/μL	
CD4/CD8 比值	＿＿＿＿＿	
病毒学检测指标	检测结果	采血日期
HIV 病毒载量	＿＿＿＿＿ C/ml	□□□□年□□月□□日

注：病毒载量若为"低于设备检测低限，检测不到"填写 0；若"高于高限，检测
不到"填写 9999999，其他填写具体数值

其他检测指标	检测结果	其他检测指标	检测结果
白细胞计数	＿＿＿＿ ×10^9/L	总淋巴细胞计数	＿＿＿＿ ×10^9/L
血小板计数	＿＿＿＿ ×10^9/L	血红蛋白	＿＿＿＿ g/L
血肌酐	＿＿＿＿ μmol/L	血尿素氮	＿＿＿＿ mmol/L
ALT	＿＿＿＿ IU/L	AST	＿＿＿＿ IU/L
甘油三酯	＿＿＿＿ mmol/L	总胆固醇	＿＿＿＿ mmol/L
其他			

医师签名：＿＿＿＿＿＿＿＿＿   填表日期：□□□□年□□月□□日

病情补充记录

（病情变化、不良反应和不良事件在观察表中无法表述和记录的）

化验单粘贴页

CRF 填表说明

1. 凡进行中药制剂治疗的须按表上内容详细填写，每月一次。列入中医辨证论治处方的病例只填写症状体征，每月一次。

2. 复诊中表格中无法填入的内容或患者中途来诊应在《病情补充记录》中记录。

3. 身份证号尽量填入，如患者拒绝可不填。

4. 症状体征积分分值按附表规定判定。

5. 填表尽量详细、字迹清楚。

6. 化验单应尽量以原始资料为准，如有困难复印件也可。

附录七　症状体征积分评价标准

发热	0分：无	2分：经常发热，可不药自愈
	4分：时常发热需服药才可好转	6分：反复发作，药后难愈
咳嗽	0分：无	2分：偶尔
	4分：经常，对日常生活有一定影响	6分：持续，严重影响日常生活
乏力	0分：无	2分：精神不振，尚能从事体力活动
	4分：精神疲倦，四肢乏力，勉强从事日常活动	6分：精神极度疲乏，周身无力，不能从事日常活动
纳呆	0分：无	2分：食欲较差，食量减少1/3
	4分：食欲不佳，食量减少1/2	6分：终日不想进食，食量减少2/3以上
腹泻	0分：无	2分：偶尔，2－3次/日，不影响生活
	4分：经常，2－4次/日，未超过1个月	6分：持续，4次/日以上，超过一个月
呕吐	0分：无	2分：能忍受，不治可自行好转
	4分：食后即吐，难以进食	6分：剧烈，甚至呕吐黄水
气短（胸闷）	0分：无	2分：活动后发作
	4分：稍动则甚	6分：静息时就有发作
自汗	0分：无	2分：平素皮肤微潮，稍动更甚
	4分：平素皮肤潮湿，动则汗出	6分：稍动则汗出，如水渍状
盗汗	0分：无	2分：汗量不多或为偶见
	4分：汗量较多，衣被潮湿	6分：汗量极多，湿透衣被，屡屡出现
恶心	0分：无	2分：偶尔
	4分：经常，自觉恶心，不愿进食	6分：恶心厉害，难以进食

脱发	0分：无	2分：头发脱落较多
	4分：无其他原因，头发成片脱落	6分：头发大面积脱落，无再生迹象
头痛	0分：无	2分：偶尔，时间较短，可自止
	4分：时有发作，持续时间较长，但可忍受	6分：发作频频，痛不可忍
胸痛	0分：无	2分：偶尔，可以自止，不影响生活
	4分：经常，对日常生活有一定影响	6分：持续，严重影响日常生活
腹痛	0分：无	2分：偶尔，可以忍受
	4分：时有发生	6分：经常发生，难以忍受
四肢麻木	0分：无	2分：偶尔，可以忍受
	4分：时有发生	6分：经常发生，难以忍受
四肢疼痛	0分：无	2分：偶尔酸痛，可以忍受
	4分：时有发作，每次持续时间不长	6分：经常发作，发后难止，不能忍受
视力模糊	0分：无	2分：只是主诉
	4分：影响视力的清晰度	6分：累及日常生活，如绊倒东西等
失眠	0分：无	2分：比平时睡觉减少2小时
	4分：比平时睡觉减少3-6小时	6分：比平时睡觉减少6小时以上
皮肤瘙痒	0分：无	2分：偶尔，可以忍受
	4分：时有发作，每次持续时间不超过一个月	6分：难以忍受，持续且无好转倾向
月经不调	0分：经量正常或经行时间3-7天	2分：经量减少1/3或经行时间2-3天
	4分：经量减少1/2或经行时间不足2天	6分：经量减少2/3或点滴即净
皮疹	0分：无	2分：局部发生，持续时间较短
	4分：多处发生，时间不超过一个月	6分：全身泛发迁延不愈，时间超过1个月
疱疹	0分：无	2分：局部发生，治疗后即愈
	4分：多处疱疹，治疗困难	6分：反复发生，疼痛难忍，病程迁延难愈